Weil du einzigartig und wertvoll bist

Ein positives Buch voller Liebe für dich.
Und ein perfektes Geschenk für Menschen die du liebst.

Autor
Annette Jankowski

Inhaltsverzeichnis

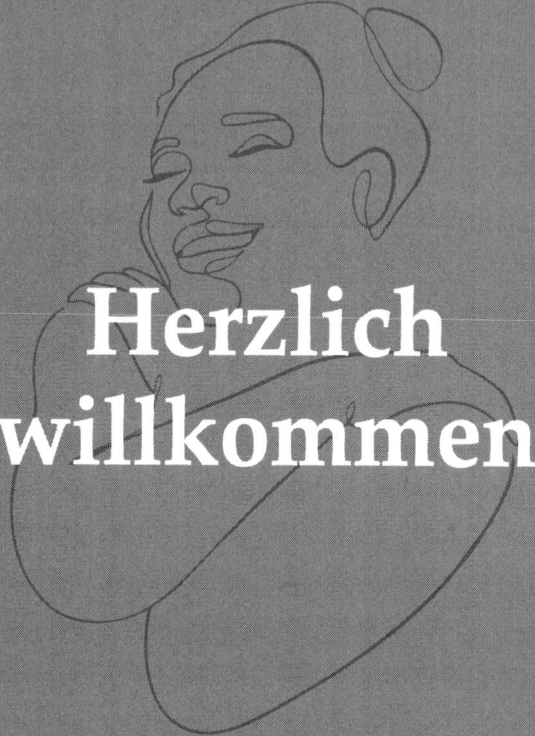

Herzlich willkommen

Liebe Leserin,
lieber Leser,

Ich möchte dich herzlich willkommen in diesem Buch heißen. Dieses Buch soll dir Liebe schenken. Liebe, das ist ein so großes Wort und bietet so viele Facetten. Eine Mutter oder ein Vater liebt seine Kinder und die Kinder lieben ihre Eltern oder Geschwister. Die Oma liebt ihre Enkel und man liebt ebenso seine Freunde und Haustiere. Du kannst deinen Partner oder deine Partnerin lieben, die See, die Berge und die ganze Natur. Denn schließlich heißt es so schön:

„Es gibt nichts Schöneres als geliebt zu werden, geliebt um seiner selbst willen oder vielmehr trotz seiner selbst."

Victor Hugo

Doch bei aller Liebe miteinander und untereinander, haben wir einen wichtigen Punkt völlig außer Acht gelassen: die Selbstliebe!

Selbstliebe, darüber sprechen so viele Menschen und so viele Menschen geben Auskunft darüber, was es mit der Selbstliebe auf sich hat. Sich selbst zu lieben, dass hört sich einfach an, doch ist es in der Umsetzung schwierig. Gut gemeinte Ratschläge wie ‚Akzeptiere dich doch einfach' oder ‚Nehme dich an wie du bist' sind nicht leicht umzusetzen. Doch du weißt, dass es oft schwierig ist, sich selbst so anzunehmen, wie man ist. Mit all den Ecken und Kanten, Schwächen und Unzulänglichkeiten wird oft eines deutlich: die Selbstliebe vereint mehr Bereiche, als ein einfaches Akzeptieren der eigenen negativen Eigenschaften.

Ich möchte dir die Liebe zu dir selbst schenken. Ich möchte dir Glück schenken und Dankbarkeit, Achtsamkeit und Selbstbewusstsein. Du sollst deinen Selbstwert erkennen und Selbstvertrauen und Selbstwirksamkeit in dir finden. Kurz um, du sollst dich lieben können.

Mein erstes Geschenk an dich möchte ich dir nun überreichen. Es ist eine Geschichte. Eine Geschichte, wie du sie noch des Öfteren in diesem Buch lesen wirst. Doch jede Geschichte trägt ein Geschenk für dich in sich. Lass dich also überraschen, mit welchem Geschenk die erste Geschichte auf dich aufwartet.

In längst vergangenen Zeiten

Einst wachte eine gute Fee über die Menschen und gab Acht darauf, dass alle Menschen ein zufriedenes und glückliches Leben führen konnten. Doch es trug sich zu, dass die Menschen alsbald die Liebe entdeckten. Der guten Fee gefiel was sie sah und ließ es zu. Doch der Schwester der Fee mundete es gar nicht! Sie war die böse Fee und konnte mit der neuen Entwicklung rein gar nichts anfangen. „Liebe!", spottete sie, „Was können die Menschen schon mit der Liebe anfangen?"

Doch die gute Fee wusste, dass der Spott ihrer Schwester in Wirklichkeit nur ihre Angst vor der Liebe war. Denn das Herz der bösen Fee war schwarz, kalt und leer. Der guten Fee behagte es nicht, dass die böse Fee so spottete. Und sie sollte recht behalten! Als die ersten Menschen die Liebe über die Landesgrenzen hinaustrugen, da erzürnte die böse Fee. Sie verfluchte die Menschheit mit spitzer Zunge. Die gute Fee war entsetzt und wollte es verhindern, doch sie kam zu spät. Sie konnte ihre Schwester nicht davon abbringen und so sah sie zu, wie die Welt allmählich in Hass versank. Doch dann kam ihr eine Idee. Sie hatte zwar nicht die Macht, den Fluch der bösen Fee vollends zu entkräften, doch konnte sie retten, was zu retten war. Und so nahm sie die restliche Liebe und wollte sie verstecken. Sie überlegte lange und gründlich. Sollte sie die Liebe vielleicht auf dem Grund des Ozeans verstecken? Dort würde die böse Fee sie nicht finden. Erst einmal zumindest. Nein, das wäre kein gutes Versteck. Auch ein hoher Baum und sogar die Berge schieden aus. Überall könnte die böse Fee zu leicht über die Liebe stolpern und sie vernichten. Doch dann kam ihr die Idee. Sie würde die Liebe in den Herzen der Menschen verstecken. Dort würde sie die böse Fee niemals finden. Schließlich ging die böse Fee davon aus, dass sie die Liebe genommen und zerstört habe.

Und so geschah es. Die gute Fee teilte die Liebe gerecht auf und ein jeder Mensch versteckte tief in seinem Herzen nun die Liebe. Doch mit den friedlichen Zeiten war es vorbei! Die Menschen beneideten sich, wurden missgünstig und führten Kriege. Sie brachten Leid über sich und ihre Familien. Zunächst dachte die gute Fee, dass ihr Unterfangen umsonst war. Die Liebe wäre verloren! Doch dann tauchte ein junges Mädchen auf. Es wurde von ihrer Mutter geschickt um den Nachbarn zu bestehlen. Als das Mädchen sich gerade Zugang zu dem Haus des Nachbarn verschaffen wollte, fiel ihr Blick durch ein Fenster. Sie sah dort ein kleines Baby sitzen, was gierig nach dem Brot griff, welches sie stehlen sollte. Da wurde ihr ganz komisch zumute. Sie konnte dem armen wehrlosen Baby doch nicht sein Essen stehlen! Und ein Leuchten ging in dem Augenblick von ihr aus, indem sie Mitgefühl zeigte. Mit leeren Händen konnte das Mädchen jedoch nicht heimkehren. Und so ging sie weiter. Viele Menschen drehten sich nach dem kaum wahrnehmbaren Schein des Mädchens um. Am Abend bevor sie in einem anderen Dorf ankam, da setzte sich das Mädchen auf einen Felsvorsprung. Die Sonne ging gerade unter und hüllte das Land in ein goldenes Licht. Und das Mädchen sprach: „Wie schön doch der Sonnenuntergang ist. Welch ein glücklicher Moment!“

In diesem Augenblick schien das Mädchen noch mehr zu leuchten. Am nächsten Morgen zog das Mädchen in das Dorf ein. Es strahlte und leuchtete, glänzt und schien. Sie war der Blickfang schlechthin. Einige Menschen hatten Angst vor ihr und sprachen mit böser Zunge: „Schau nur, das Mädchen hat den König bestohlen. All das Gold und die Juwelen hängen an ihr!“ Doch die Worte prallten an ihr ab. Sie besaß nicht einen Edelstein und nicht eine Goldmünze. Denn sie war viel reicher: Sie konnte sich selbst lieben.

Und so kam es, dass andere Menschen ebenso strahlen und glänzen wollten, wie das junge Mädchen. Das gefiel der bösen Fee gar nicht! Mit spitzer Zunge zischte sie den Menschen böse Dinge ins Ohr. Sie wusste, dass sie die Liebe, welche tief in ihren Herzen vergraben war, nicht herausnehmen konnte, ohne die Menschen umzubringen. Doch sie ließ keine Chance aus, es den Menschen schwer zu machen, die Liebe in ihren Herzen zu erwecken. Aber immer mehr Menschen begannen zu strahlen. Nun war das Mädchen nicht mehr allein. Und so kam es auch, dass das Mädchen auf einen strahlenden Jungen traf. Die beiden verliebten sich ineinander und ihr Licht strahlte heller, als jedes andere Licht.

Die gute Fee beobachtete das Geschehen auf der Welt und war zufrieden. Nur einige Menschen strahlten besonders hell. Doch das machte der guten Fee nichts aus. Denn auch die anderen Menschen trugen allesamt einen kleinen Schimmer in sich. Sie mussten sich nur trauen, das Licht der Liebe zu entfachen. Die gute Fee wusste, dass dieböse Fee dieses Licht nicht zum erlöschen bringen konnte. Sie konnte es mit ihren arglistigen Worten kleinhalten, doch mehr auch nicht. Dann und wann sah die gute Fee, wie wieder ein Mensch im hellen Glanz erstrahlte. Wieder hatte ein Mensch die Liebe zu sich selbst gefunden. Es wird noch eine lange Zeit dauern, bis alle Menschen erneut erstrahlen können. Doch die Zeit würde sich die gute Fee nehmen Sie würde in ihrem Palast der Selbstliebe sitzen und warten, bis die ganze Welt wieder erstrahlt.

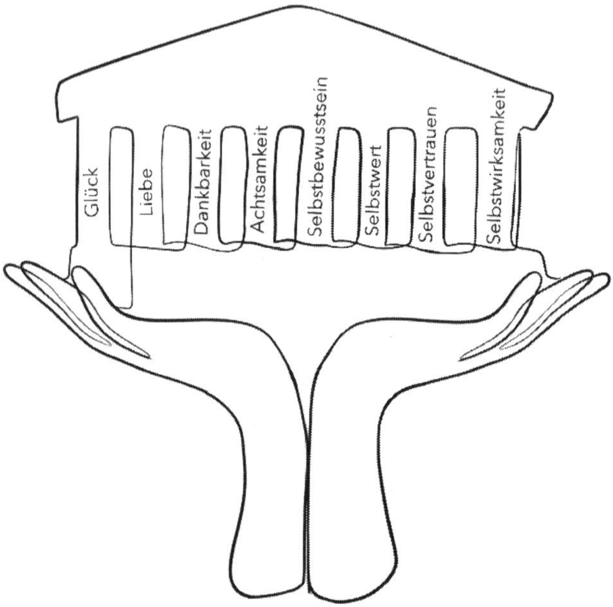

Palast der Selbstliebe

Der Palast der Selbstliebe thront auf den 8 Säulen der Selbstliebe. Sie bestehen aus dem Glück, der Liebe, der Dankbarkeit, der Achtsamkeit, des Selbstbewusstseins, des Selbstwerts, des Selbstvertrauens und der Selbstwirksamkeit. Eine Säule alleine macht noch keinen Palast aus. Erst wenn alle 8 Säulen groß und kräftig sind, wirst du ebenso erstrahlen können, wie das Mädchen in der Geschichte. Und das ist mein Geschenk an dich.

Doch ich weiß, dass dieses Geschenk nicht so ganz leicht zu öffnen ist. Vielleicht wurde es gut zugeklebt oder das Geschenkband wurde so stramm um dein Geschenk gewickelt, dass es kaum mehr aufgeht. Ja, manche Geschenke können ganz schön schwierig zu öffnen sein. Und hier wird einmal mehr deutlich, dass du ein Werkzeug brauchst.

Dieses Werkzeug sind die 8 Säulen der Selbstliebe. Ich möchte dir also nicht nur die Geschenke überreichen, sondern dir ebenfalls aufzeigen, wie du sie öffnen kannst. Du wirst sicher sehr bald merken, dass sich einige Geschenke ganz einfach öffnen lassen, während andere wiederum etwas schwieriger zu öffnen sind. Doch ich bin überzeugt davon, dass du am Ende alle Geschenke geöffnet haben wirst und so strahlen kannst, wie das Mädchen aus der Geschichte.

Lass uns nun die Tore des Palastes öffnen, damit du deine Geschenke in Empfang nehmen kannst.

Für deine Reise durch die Welt der Selbstliebe wünsche ich dir natürlich viele neue Erkenntnisse und viel Freude beim Auspacken der vielen Geschenke, die auf dich warten werden!

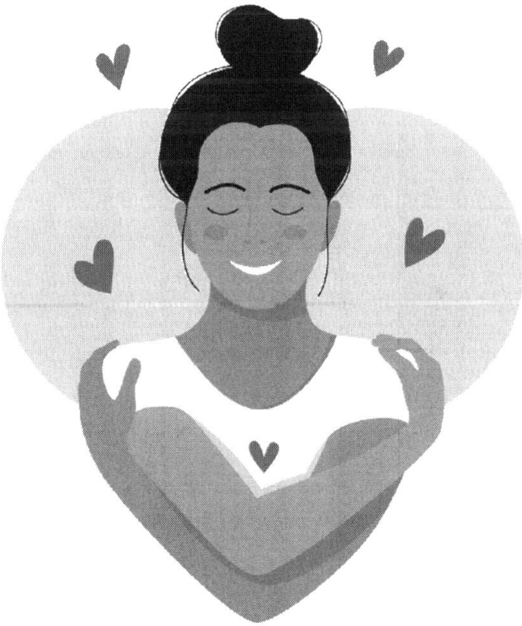

Ich schenke dir Glück

Es ist ein Tag, an dem es dir nicht gut geht? Du bist unzufrieden, launisch und alles andere als glücklich? Dann möchte ich dir in diesem Kapitel Glück schenken.

Das Glück suchst du nicht im Großen, sondern im Kleinen! Das erkannte bereits Pearl S. Buck.

„Viele Menschen versäumen das kleine Glück, während sie auf das Große vergebens warten."

Pearl S. Buck

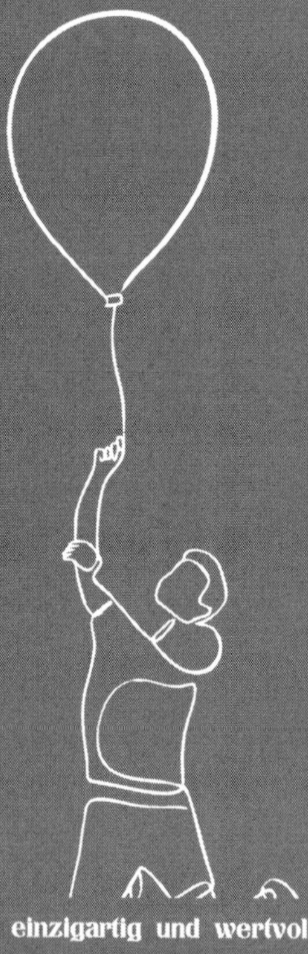

Und dabei geht es auch nicht um materielle Dinge. Ich bin überzeugt davon, dass du dir gerade etwas kaufen könntest, was dich scheinbar glücklich macht. Doch sobald du es erworben hast, verfliegt auch das Glück. Nein! Glück, das ist etwas anderes. Etwas, was nicht zu kaufen ist. Und dabei ist das Gefühl des Glücks so schön. Glück ist zum Beispiel die Vorfreude auf den geselligen Abend mit Freunden. Glück kann aber auch ein Waldspaziergang sein, bei dem du ein Rehkitz mit seiner Mutter durch den Wald springen siehst. Glück kann für andere aber auch die warmen Sonnenstrahlen auf der Haut sein.

Bist du glücklich, dann bist du zufrieden, ausgeglichen und im Reinen mit dir. Auf einmal ist es völlig egal, dass du drei Kilo zu viel wiegst, deine Haare heute nicht liegen oder deine Kleidung flecken aufweist. In diesem Moment des Glücks fühlst du dich wohl und strahlst das auch aus. Doch die Tage überwiegen, an denen du nicht glücklich bist. Es wird höchste Zeit, dass ich dir Glück schenke, denn die Zeit für das Glück ist heute und nicht morgen!

Das Besondere am Glück ist, dass man Glück meistens erst dann erkennt, wenn man es verloren hat. Das erkannte schon Françoise Sagan.

„Man weiß selten, was Glück ist, aber man weiß meistens was Glück war."

Françoise Sagan

Eigentlich eine traurige Erkenntnis, findest du nicht auch? Hast du dich schon einmal gefragt, wie du das Glück in dem richtigen Augenblick erkennst? Eine wichtige Erkenntnis, welche ich dir an dieser Stelle schenken möchte, ist, dass der Schlüssel zum Glück in dir selbst zu finden ist. In jedem von uns liegt der Schlüssel zum Glück verborgen. Auch in der Schneiderin, welche ich dir nun vorstellen möchte.

Das Glück der Schneiderin

Ich lernte einst in einem fernen, armen Land eine Schneiderin kennen. Sie war bettelarm und hatte große Schwierigkeiten, ihre Familie zu ernähren. Ihr Mann verstarb vor einigen Jahren und so musste sie für sich und ihre 4 Kinder aufkommen. Als Schneiderin verdiente sie nicht viel. An manchen Tagen reichte es kaum für das Nötigste zum Leben aus. Trotzdem sah man die Frau niemals klagen oder weinen. Sie machte einen friedlichen und in sich ruhenden Eindruck.

Ich durfte die Schneiderin für eine gewisse Zeit im Rahmen eines Filmprojektes über Armut begleiten. Und so bat sie mir in ihrem bescheidenen Häuschen einen Schlafplatz an. In den ersten Tagen wollte ich den Alltag der Frau und ihren Kindern kennenlernen. Ich hielt mich im Hintergrund und beobachtete die Familie. Mir fiel auf, dass die Schneiderin jeden Morgen eine Handvoll Knöpfe in ihre linke Kitteltasche gab. Das Verhalten zeigte sie jeden Tag. Am Abend dann, als die Kinder schon längst im Bett lagen, griff sie in ihre rechte Kitteltasche und gab alle Knöpfe in das Schälchen auf der Kommode. Doch noch wollte ich nicht nachfragen und sie weiter beobachten. Einige Tage später nahm mich die Frau mit zu ihrer Arbeit. Erstmals bekam ich die Möglichkeit, die Frau einen ganzen Tag lang zu begleiten. Wir standen mit dem Sonnenaufgang auf. Sie zog sich an und legte ihren Kittel über. Dann griff sie zu den Knöpfen in der Schale und gab sie wieder in ihre linke Kitteltasche. Einen Knopf jedoch nahm sie wieder heraus, hielt ihn kurz in ihren Händen und gab ihn dann in die rechte Kitteltasche. Sie lächelte mir zu und bereitete dann das Frühstück. Als der Frühstückstisch gedeckt war, hielt sie auch hier wieder einen Moment inne und besah sich den gedeckten Tisch. Sie griff erneut in ihre linke Kitteltasche, hielt einen Knopf in der geschlossenen Hand und führte ihn dann in die rechte Kitteltasche. Was sollte das bloß? Ich sah auf den karg gedeckten Tisch. Ich sah 5 Teller und Tassen. Das Geschirr sah mitgenommen aus und hatte an der einen oder anderen Stelle einen Sprung. Auf jedem Teller lag eine Scheibe Brot und in einem Krug befand sich Ziegenmilch, welche die Frau am Vortag gemolken hatte. Sie weckte ihre Kinder und alsbald fand sich die Familie am Frühstückstisch ein. Die Frau und ihre Kinder nahmen das überschaubare Frühstück ein und dann gingen die Kinder raus, um sich für die Schule fertigzumachen. Dass die Kinder die Schule besuchen durften, war ein Privileg. Das wusste auch ich. Die meisten Kinder waren schon in jungen Jahren dazu verdonnert, mit ihrer Familie zu arbeiten. Manche Kinder mussten die Felder bestellen, andere Kinder wiederum mussten beim Vieh oder in Schneidereien arbeiten. Doch nicht die Kinder der Schneiderin! Die Schneiderin erklärte mir, dass ihre Kinder im Rahmen eines Projektes die Schule besuchen würden. Es sei ihr sehr wichtig, schließlich wünsche sie sich ein besseres Leben für ihre Kinder. Es blieb keine Zeit, um der Frau Fragen zu stellen, die mir auf der Seele brannten. Denn kurze Zeit später verabschiedete sie ihre Kinder. Sie mussten in ein Nachbardorf und hatten einen langen Fußmarsch vor sich. Jedem einzelnen Kind gab sie einen Kuss auf die Stirn und wünschte ihnen einen erfolgreichen und tollen Tag. Sie winkte ihnen hinterher und griff abermals in die linke Tasche nach einem Knopf. Wieder hielt sie ihn in der Hand und ließ den Knopf dann in die rechte Kitteltasche gleiten. Dann machte sie sich selbst auf den Weg zur Arbeit und ich folgte ihr.

Die Arbeitsbedingungen der Frau waren denkbar schlecht. Arbeitsschutz war ein Fremdwort und das sah man nicht nur ihr, sondern auch den anderen Mitarbeiterinnen an. Während des ganzen Tages über sah ich, wie sie dann und wann in ihre linke Tasche griff, einen Knopf in ihrer Hand hielt und diesen dann in die rechte Kitteltasche gab. Spät am Nachmittag ließ sie sich ihren Lohn auszahlen. Einige wenige Münzen wechselten den Besitzer. Das reichte kaum für eine warme Mahlzeit aus! Ich war entsetzt. Wie gerne hätte ich mich eingemischt und ihrem Chef ein paar Takte erzählt. Doch ich war nur eine stille Beobachterin. Mir stand es nicht zu, mich dazu zu äußern und wer weiß, in welche Schwierigkeiten ich die Frau anschließend gebracht hätte. Doch sie schaute dankbar und glücklich aus. Und wieder griff sie in die linke Tasche mit den Knöpfen, welche mittlerweile recht leer geworden war, behielt den Knopf kurz in der Hand und gab ihn dann zu der mittlerweile sehr vollen rechten Kitteltasche.

Heute Abend würde es kein Abendessen für die Familie geben. Mein Entsetzen wuchs! Während ich von der Filmcrew versorgt wurde, musste die Frau hungern. Ich fühlte mich schrecklich! Wie gerne würde ich mit der Familie mein Essen teilen!

Als die Sonne unterging, brachte die Frau ihre Kinder zu Bett. Jedes Kind bekam einen Kuss auf die Stirn und die Frau flüsterte jedem Kind „Ich liebe dich!“ ins Ohr. Sie griff ein letztes Mal für den Tag in ihre linke Kitteltasche und zog den letzten Knopf heraus, hielt ihn in der Hand und gab ihn in die rechte Kitteltasche. Dann legte auch die Frau sich schlafen.

In den kommenden Tagen beobachtete ich die Frau genau. Ich wollte unbedingt herausfinden, was es mit den Knöpfen auf sich hatte. Doch mir gelang es nicht. Einige Abende später, die Kinder schliefen bereits, fasste ich mir ein Herz und fragte die Schneiderin. Sie lächelte mich mit ihren warmen Augen an und wies mich an, ihr zu folgen. Gemeinsam gingen wir vor das Haus und setzten uns auf die Treppe. Die Frau griff in ihre rechte Kitteltasche und breitete die ganzen Knöpfe in ihrem Schoß aus. Dann sagte sie: „Ein jeder Knopf ist ein kleines Glück, welches ich heute erlebt habe!“

Sie griff nach einem Knopf und zeigte ihn mir, während sie sprach: „Dieser Knopf steht für das Glück, dass wir heute Morgen allesamt gesund aufgewacht sind." Sie deutete auf einen anderen Knopf und sagte: „Der Knopf ist das Glück, dass meine Kinder eine Schule besuchen und lernen dürfen!" Dann deutete sie auf einen kleinen blauen Knopf und erklärte dazu: „Der Knopf steht für das Gehalt, welches mir heute ausgezahlt wurde. Für Sie mag es nicht viel sein, aber für meine Familie und für mich bedeutet er ein Frühstück. Meine Kinder bekommen gutes Essen in der Schule und das ist das, was wichtig ist. Es gab auch Zeiten, da bekam ich nichts für meine Arbeit in der Schneiderei. Darum bin ich glücklich, wenn ich etwas ausgezahlt bekomme!"

Und so ging sie jeden Knopf durch und erzählte mir ihren glücklichen Augenblick. Darunter waren die warme Sonne, die ihre Haut so schön erwärmte, der Vogel, der so schön zwitscherte und den Gute-Nacht-Kuss, den sie jedem Kind gab. Ich war verblüfft und sehr bewegt. Mir standen die Tränen in den Augen. Die Frau blickte mich an, streichelte mir über den Arm und sagte: „Das Glück werden Sie nicht im Großen finden. Das Glück finden Sie jeden Tag in den kleinen Dingen. Sie müssen es nur wahrnehmen!"

Dann erinnerte ich mich an meine Frage, die mir auf der Seele brannte und ich fragte: „Würden Sie Ihr Leben ändern, wenn Sie in der Zeit zurückreisen könnten?" Die Frau lächelte, schüttelte den Kopf und sagte: „Nein. Denn dann hätte ich nicht diese wunderbaren Kinder und würde vielleicht das ganze Glück nicht erleben."

Ich dachte lange über ihre Worte nach und so saßen wir einige Zeit auf der Treppe, ohne dass einer von uns etwas sagte. Dann griff die Frau erneut in ihre linke Tasche und zog einen letzten Knopf heraus. Er war nicht groß. Nein, er war noch nicht einmal besonders! Doch die Frau gab ihn mir und machte ihn damit zu etwas ganz Besonderem. Dieser Knopf war für mich das größte Glück seit langer Zeit. Es war nur ein Knopf, doch es war ein Knopf des Glücks. Ich verwahrte ihn gut und als ich den Film abgedreht hatte und die Heimreise antrat, schwor ich mir, dass diese Schneiderin mein Vorbild sein würde. Ich nahm den Knopf der Schneiderin aus meiner linken Hosentasche, behielt ihn in der Hand, dachte fest an den glücklichen Augenblick und ließ ihn dann in meine rechte Hosentasche gleiten."

Heute Abend würde es kein Abendessen für die Familie geben. Mein Entsetzen wuchs! Während ich von der Filmcrew versorgt wurde, musste die Frau hungern. Ich fühlte mich schrecklich! Wie gerne würde ich mit der Familie mein Essen teilen!

Der Schlüssel zu deinem Glück

In diesem Abschnitt möchte ich dir ein ganzen Schlüsselbund zu deinem Glück schenken. Obwohl die Schneiderin in der Geschichte denkbar arm und ohne jeglichen Reichtum ist, so ist sie doch eine der glücklichsten Menschen auf der Welt. Einer der Schlüssel zum Glück kann natürlich sein, es ihr gleichzutun. Du musst dazu keine Knöpfe von der einen Tasche in die andere Tasche wandern lassen. Du kannst dir auch besonders schöne kleine Steine, Muscheln oder andere kleine Dinge in die Tasche geben, die für einen glücklichen Moment am Tag stehen sollen.

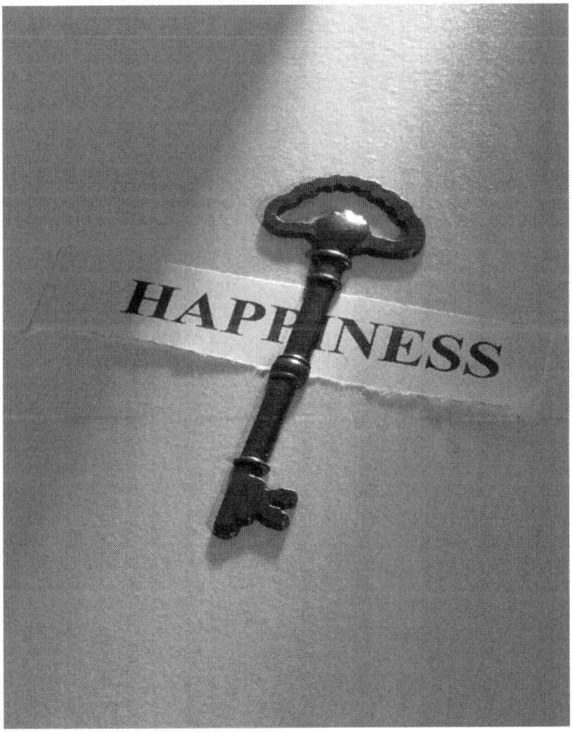

Doch ein Schlüssel macht noch längst keinen ganzen Schlüsselbund aus. Deshalb möchte ich dir nun weitere Schlüssel zu deinem Glück schenken.

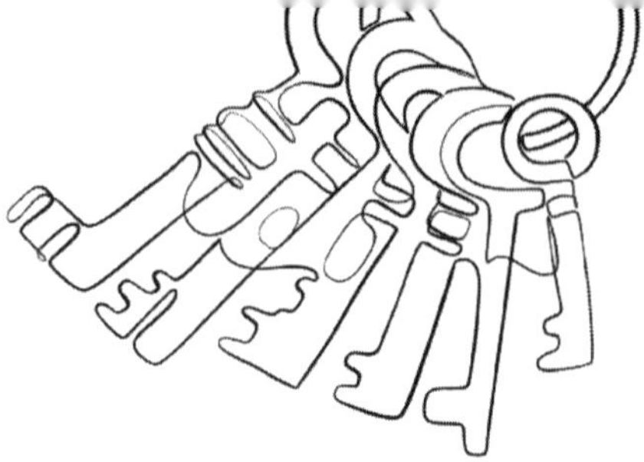

Damit sich der Schlüsselbund langsam füllt, möchte ich dir nun einen zweiten Schlüssel schenken. Das Tolle an dem Schlüssel ist, dass du damit die Tür zum Glück selbst öffnen kannst. Du brauchst nichts mehr als einen Wunsch! Es soll der Wunsch nach dem Glück sein. Jeden Tag nach dem Aufstehen sagst du dir ganz laut und deutlich: „Heute will ich glücklich sein!" Noch besser funktioniert es, wenn du dir dabei eine Situation vorstellst, in der du das Glück sehr deutlich gefühlt hast. Fühle, wie sich der ausgesprochene Satz und das Gefühl verbinden. Wenn du das jeden Morgen machst, dann wird sich das Glück bald von ganz allein einstellen.

Wenn ich dir nun den zweiten Schlüssel des Schlüsselbundes schenke, dann möchte ich das gerne mit einem weisen Zitat von Carmen Sylva tun.

„Glück ist nicht in einem ewig lachenden Himmel zu suchen, sondern in ganz feinen Kleinigkeiten, aus denen wir unser Leben zurechtzimmern."

Carmen Sylva

Wie die Schneiderin aus der Geschichte es ebenfalls erkannte, so liegt das Glück nicht in der Perfektion oder des Großen. Das Glück kann jetzt schon direkt vor dir zu finden sein. Was es dafür braucht? Natürlich den dritten Schlüssel und deine Aufmerksamkeit. Setz dich doch einfach

einmal draußen auf eine Bank und schließe die Augen. Rieche, höre und fühle. Riecht es vielleicht so schön würzig nach gemähtem Gras? Hörst du wie die Vögel ihre schönen Lieder anstimmen?

Fühlst du die Sonnenstrahlen, die sanft deine Haut streicheln? Ist es nicht ein unglaublich schönes Gefühl? Das sind die kleinen Oasen des Glücks, die du jederzeit mit diesem Schlüssel aufnehmen kannst. Sie sind um dich herum, du musst nur innehalten und sie bewusst wahrnehmen.

Langsam füllt sich der Schlüsselbund. Den vierten Schlüssel, den ich dir schenken möchte, wirst du immer dann gebrauchen, wenn du traurig bist oder es dir nicht gut geht und das Glück so fern scheint. Es sind jene Momente, in denen du das Glück am dringendsten benötigst. Wähle den

Schlüssel und eröffne eine Tür zum Glück damit: Lache, singe und tanze! Dir ist nicht danach? Mache es trotzdem, denn so kannst du dir selbst das Glück schenken. Singen, lachen und tanzen setzt Glückshormone in deinem Kopf frei. Spiele also deinen absoluten Lieblingssong ab, der richtig gute Laune macht. Schmettere den Songtext aus voller Brust mit und lache dabei, was das Zeug hält. Auch wenn du dir am Anfang komisch vorkommst, so wird das Gefühl im Nu verfliegen und Glück wird sich breitmachen!

Es gibt aber auch Tage, die sind unglaublich düster und weder Freude noch Glück wollen sich einstellen. Vielleicht hast du gerade eine schlechte Nachricht bekommen oder dir geht es einfach nicht gut. Vielleicht hat sich aber auch ein schier unüberwindbares Hindernis mitten auf deinem Weg platziert und du kommst einfach nicht weiter.

Solche Tage gehören zum Leben dazu. Es ist ganz normal, dass nicht immer alles gradlinig ist. Das wäre nämlich für das Glück gar nicht gut! Schließlich kannst du nur das Glück empfinden, weil du das Unglück ebenfalls kennst. Würde es kein Unglück geben, dann würdest du das Glück nicht zu schätzen wissen. Du würdest in einen tristen Tag hineinleben. Die Sonnenstrahlen auf deiner Haut zu spüren wäre egal. Ebenfalls egal wäre dein Lieblingsfußballverein. Er würde sowieso nur unentschieden spielen. Glück und Unglück gehören also zusammen! Und somit schenke ich dir den fünften Schlüssel für deinen Schlüsselbund. Wenn diese Erkenntnis nun der Schlüssel ist, wie musst du ihn dann benutzen, um dein Glück zu finden? Hindernisse und Enttäuschungen gehören zum Leben dazu. Davor ist auch der glücklichste Mensch nicht gefeit. Allerdings ist es eine Frage des Umgangs mit den negativen Situationen, um schnell wieder zum Glück zu kommen. Manche Hindernisse lassen sich überwinden. Nach dem Schreck des plötzlichen Auftauchens des Hindernisses findest du doch eine Lösung. Hast du das Hindernis überwunden, so kannst du glücklich auf diese Meisterleistung zurückblicken und das Gefühl genießen. Es gibt aber auch Hindernisse, die lassen sich nicht überwinden. Das kann beispielsweise eine Sackgasse sein. Wie sehr du dich auch bemühst, du wirst nur aus der Sackgasse herauskommen, wenn du zurückgehst und einen anderen Weg probierst. Ein anderer Weg wird dich dann zum Ziel führen. Und auf diesem Weg wirst du viele glückliche Augenblicke erleben. Der fünfte Schlüssel bedeutet also, die Situation so anzunehmen, wie sie ist und anschließend das Hindernis überwinden oder einen neuen Weg suchen.

Der sechste und letzte Schlüssel ist ein besonderer Schlüssel, welchen ich dir für deinen Schlüsselbund schenken möchte. Er öffnet dir die Tür zu mehr Glück, indem du dich so annimmst wie du bist. Denn so wie du bist, bist du perfekt! Das glaubst du nicht? Vielen Menschen fällt es schwer, sich selbst so zu akzeptieren, wie sie sind. Das Haar ist zu lang oder zu kurz, die Waage zeigt zu viel oder zu wenig an, die Augen sind zu wenig oder zu viel Braun und das eigene Können wird per se unter den Scheffel gestellt. Außerdem wird von dir erwartet, dass du immer Vollgas gibst, dich immer souverän verhältst und überhaupt immer gut gelaunt durch den Tag spazierst. All diese vermeintlichen Erwartungen der Außenwelt zu erfüllen, werden dich nicht glücklich machen. Denn mit jeder Erwartung gibst du ein Stück von dir selbst auf. Ein Stück, welches dich einzigartig sein lässt. Selbsterklärend ist, dass du dich natürlich nicht wie eine offene Hose benehmen darfst! Anstand sollte schon walten. Aber du brauchst dich auch nicht allen Wünschen anderer unterwerfen. Bleibe bei dir und überlege dir, welche der Wünsche von anderen mit deinen Bedürfnissen, Werten und Vorstellungen übereinstimmen. Überlege dir dann ebenfalls, ob du Lust dazu hast, dich den Wünschen anderer zu fügen. Ganz wichtig für dein Glück ist es aber, dass du immer du selbst bleibst. Das meint auch, dass du dich mit deinen Ecken und Kanten annimmst und deine Bedürfnisse erfüllst. Du möchtest heute lieber einen gemütlichen Fernsehabend alleine verbringen, anstatt mit deinen Freunden zu grillen? Dann gehe deinem Bedürfnis nach. Niemand wird dir böse sein, wenn du die Priorität einmal bei dir setzt!

So glücklich bist du

Hat die Geschichte der Schneiderin dich zum Nachdenken angeregt? Hast du dich vielleicht selbst gefragt, wie glücklich du eigentlich bist und ob du es der Schneiderin gleichtun kannst? Ich habe dir 10 Fragen mitgebracht, mit denen kannst du für dich in einer ruhigen Minute selbst einmal schauen, wie glücklich du tatsächlich bist und ob der Schlüsselbund, welchen ich dir geschenkt habe, dich weitergebracht hat,

Da war dieses kleine Kätzchen, welches in der Wiese zwischen den Blumen getollt hat. Oder das kleine Kind, das überglücklich das Eis schleckte. Solche Beobachtungen fallen dir in deinem Alltag häufig auf?

Das fällt mir natürlich auf.	3
Hin und wieder, wenn ich nicht so sehr mit mir selbst beschäftigt bin, fällt mir das auf	2
Nein, da habe ich noch nicht drauf geachtet.	1

Die Jahreszeiten sind etwas ganz Besonderes für dich. Eine jede Jahreszeit hat seine eigenen Reize. Du kostest die Jahreszeiten aus, wann immer du kannst und erfreust dich an dem Charakter der jeweiligen Jahreszeit.

Absolut!	3
Wenn ich die Zeit dazu finde, dann nehme ich manchmal die Jahreszeiten bewusst wahr.	2
Darüber habe ich mir ehrlich gesagt noch keine Gedanken gemacht.	1

Dieses Kribbeln im Bauch, wenn man das erste Mal verliebt ist. Dieses Kribbeln, wenn man sich auf etwas ganz Besonderes freut. Es sind die Schmetterlinge im Bauch. Magst du sie?

Ein unglaublich tolles Gefühl!	3
Es geht so. Mal ist es ganz nett. Aber immer muss das auch nicht sein.	2
Die hatte ich schon ewig nicht mehr. Weiß gar nicht mehr, wie sich das anfühlt.	1

Einmal so richtig auf den Putz hauen und ausgelassen sein. War das in den letzten 12 Wochen der Fall bei dir?	
Ja, ich erinnere mich noch gut daran! Es war so schön!	3
Ja, es gab da ein Ereignis. Aber ob ich da richtig auf den Putz gehauen hab?	2
Das ist eindeutig länger als 12 Wochen her und erinnern kann ich mich daran auch kaum noch.	1

Herzklopfen – wenn du etwas siehst, was dich berührt, klopft dann dein Herz?	
Auf jeden Fall!	3
Wenn es mich ausreichend berührt, dann vielleicht.	2
Was? Nein, ich habe nichts gesehen. Ich war mit etwas Anderem beschäftigt.	1

Mmh, hier riecht es aber gut! Und wie schön die Vögel zwitschern. Das Moos fühlt sich angenehm weich an und wie hübsch der Schmetterling fliegen kann! Kannst du den Alltag mit allen Sinnen genießen?	
Oh ja, was wäre ich bloß ohne die Eindrücke?	3
Manchmal riecht es ganz gut…	2
Was für Sinne? Habe ich mir noch keine Gedanken dazu gemacht.	1

Mir fallen umgehend drei Dinge ein, die mich glücklich machen.	
Auf jeden Fall!	3
Lass mich kurz nachdenken … ja.	2
Puh, da muss ich mir Gedanken dazu machen.	1

Wenn ich glücklich bin, dann bekommen auch die Menschen in meiner Umgebung etwas von dem Glanz ab.	
Definitiv ja. Das sagen sie immer!	3
Wenn ich glücklich genug bin, dann vielleicht etwas.	2
Kann ich nicht sagen. Ist schon zu lange her.	1

Ich finde es toll, wenn ich meinen Körper spüren kann. Ob es ein gutes Essen ist oder ob ich joggen gehe. Es macht mich glücklich.	
Eindeutig ein Ja.	3
Mal mehr und mal weniger. Kommt immer drauf an.	2
Ich habe einen Körper, den ich spüren kann?	1

Oft kommen glückliche Momente völlig überraschend. Aber ich freue mich trotzdem riesig darüber!	
Oh ja, wie ich diese Situationen liebe!	3
Wenn es mich nicht ablenkt, dann freue ich mich.	2
Der oder die will mir bestimmt nur etwas Böses! Ich traue dem Braten nicht.	1

Jetzt möchtest du bestimmt wissen, wie glücklich du bist, richtig? Zähle die Punkte deiner Antworten zusammen und dann lüften wir mal dein Ergebnis.

Bis 15 Punkte Du gehörst nicht gerade zu den glücklichen Menschen. Oft bist du sogar eher unglücklich. Das muss aber nicht so bleiben! Versuche doch mehr Glück in dein Leben zu lassen, indem du fortan den Schlüsselbund, welchen ich dir geschenkt habe, bei dir trägst und diesen benutzt.

Bis 25 Punkte Ein gesundes Mittelfeld, so lässt sich dein momentanes Glück am ehesten beschreiben. Aber ich bin überzeugt davon, dass du mit dem Schlüsselbund, den ich dir geschenkt habe, noch ein wenig mehr Glück in dein Leben lassen kannst.

Bis 30 Punkte Du bist aber ein glücklicher Mensch! Das freut mich sehr für dich. Trage den Schlüsselbund, den ich dir geschenkt habe, trotzdem bei dir. Er wird dir immer zeigen, wie schön es ist, glücklich zu sein!

In diesem Kapitel habe ich dir die Schlüssel zum Glück geschenkt. Mit diesen sechs Schlüsseln kannst du nun die Türen öffnen und mehr Glück in dein Leben hereinlassen. Du wirst staunen, wie leicht es sich lebt, wenn du glücklicher bist! Du hältst nun die Schlüssel in der Hand. Benutze sie, denn schon Abraham Lincoln hat festgestellt:

„Glück ist nicht in einem ewig lachenden Himmel zu suchen, sondern in ganz feinen Kleinigkeiten, aus denen wir unser Leben zurechtzimmern."

Abraham Lincoln

Ich schenke dir Liebe

Eiferst du auch einem Ideal nach, das nicht erreichbar ist? Viele Menschen tun das und vergessen dabei, dass sie gut sind, wie sie sind und sie eigentlich selbst die Aufopferung und Liebe verdient hätten, welche sie einsetzen, um einem fremden Ideal zu entsprechen.

Es ist auch viel einfacher all das aufzuzählen, was du nicht kannst. Würdest du alles aufzählen, was du gut kannst, dann hättest du Sorge, dass du hochmütig und narzisstisch bei anderen ankommst. Ja, zwischen der Selbstliebe und dem Narzissmus verschwimmen die Grenzen. Doch darum soll es hier nicht gehen. In diesem Kapitel möchte ich dir Selbstliebe schenken.

So sehr magst du dich

Würdest du gerne wissen, wie es um deine Selbstliebe bestellt ist? Es ist eine interessante Erkenntnis, welche deine momentane Situation widerspiegelt. Du bist besorgt, da du vermutest, dass es mit der Selbstliebe nicht so ganz klappen will? Die Selbstliebe ist eine Pflanze in dir, die du hegen und pflegen musst. Sie wächst in dir und wird irgendwann stattlich werden – auf ihre ganz besondere und einzigartige Art und Weise. Du möchtest dir erst einmal selbst einen Überblick verschaffen? Dann habe ich dir hier 5 Fragen mitgebracht. Beantworte diese Fragen und rechne dann die Punkte deiner Antworten zusammen, um zu schauen, wie es um deine Selbstliebe bestellt ist.

Alle Menschen haben ihre Ecken und Kanten. Wie gehst du mit deinen Ecken und Kanten um?	
Ich bin, wie ich bin. Das macht mich schließlich einzigartig.	3
Manche Ecken und Kanten würde ich mir schon gerne wegwünschen.	2
Könnte ich mich doch bloß neu gestalten!	1

Dir ist ein Fehler unterlaufen. Wie gehst du damit um?	
Das passiert doch jedem einmal!	3
Das ist natürlich echt doof gelaufen! Aber morgen ist der Fehler schon wieder Schnee von gestern.	2
Das wird mich noch lange Zeit beschäftigen.	1

Ein paar Freunde möchten in den Park zum Sonnenbaden. Allerdings schämst du dich etwas für deinen Körper. Wie reagierst du auf die Einladung?	
Es geht doch um das Zusammensein und nicht um das Aussehen!	3
Ich komme mit, achte aber auf Bekleidung, die meine unschönen Zonen gut kaschiert.	2
Sonnenbaden? Ich habe leider noch einen Termin, den ich absolut nicht verschieben kann!	1

Wie oft ziehst du Vergleiche zwischen dir und anderen?	
Gar nicht oder nur sehr selten. Ich bin schließlich ich!	3
Das kommt gelegentlich schon vor. Aber es wirkt zum Glück nicht lange nach.	2
Leider sehr häufig. Und da ziehe ich auch noch regelmäßig den Kürzeren.	1

Tust du dir alleine manchmal auch etwas Gutes?	
Das kommt eindeutig in regelmäßigen Abständen vor.	3
Wenn ich es nicht vergesse ...	2
Das ist schon sehr selten.	1

Jetzt möchtest du bestimmt wissen, wie es um deine Selbstliebe bestellt ist, richtig? Zähle die Punkte deiner Antworten zusammen und dann lüften wir mal dein Ergebnis.

Bis 6 Punkte Du gehörst nicht gerade zu den Menschen, die vor Selbstliebe nur so strotzen. Oft bist du sogar eher unglücklich und führst einen ernsten Konflikt gegen dich selbst. Das muss aber nicht so bleiben! Das muss nicht so bleiben! Selbstliebe kannst du lernen und ich schenke dir in diesem Kapitel den Weg dorthin.

Bis 11 Punkte Ein gesundes Mittelfeld, so lässt sich dein momentaner Ist-Zustand in Bezug auf die Selbstliebe am ehesten beschreiben. Aber ich bin überzeugt davon, dass du noch ein wenig mehr Selbstliebe in dein Leben lassen kannst.

Bis 15 Punkte Du bist aber ein Mensch, der sich wirklich zu schätzen weiß! Das freut mich sehr für dich.

Der Gärtner und sein Garten

Einst lebte ein Gärtner in einem idyllischen Haus. Um das Haus herum war ein prachtvoller Garten, welcher jeden König hätte erblassen lassen. Er war reich an vielfältigen Pflanzen. Dieser Pflanzenreichtum lockte eine Vielzahl von Tieren an und so lebte dieser Gärtner glücklich und zufrieden. Er hegte und pflegte jede einzelne Pflanze und streute immer dann Futter für die Tiere aus, wenn sie es dringend nötig hatten und die Winter kalt und hart waren. Ja, er liebte alles in seinem Garten und vergaß dabei nie den Pflanzen zu danken, wenn er Äpfel, Birnen und andere Erträge aus seinem Garten einbrachte. Wenn der Gärtner an

Kummer litt, so sprach er mit seinen Pflanzen. Die stillen und wunderschönen Zuhörer würden seine Ängste und Sorgen niemandem verraten. Immer ging es ihm besser danach. Viele Jahre vergingen und die Pflege des Gärtners hatte sich ausgezahlt. Die Birke war groß undkräftig geworden. Die riesige Tanne thronte mit ihrer Spitze hoch oben im Himmel, der Wein gedieh prächtig und sorgte für reichhaltige Ernten und die zarten Veilchen blühten in all ihrer Pracht.

An diesem Morgen bereitete sich der Gärtner sein Frühstück. Während er seinen Kaffee trank und sein Brot verspeiste, dachte er darüber nach, welcher Platz für die neue Rose wohl angebracht wäre. Er grübelte lange und streng darüber nach, wollte er doch der wunderschönen Rose einen besonders tollen Platz schenken, damit sie gut zur Geltung kam. Am Ende fiel seine Entscheidung auf die Mitte des Gartens, direkt neben seinen Springbrunnen. Dort würde die majestätische Rose besonders gut in Erscheinung treten können. Und so nahm er die Rose und grub sie in mitten seines Gartens ein. Er vergaß keinen Dünger und wässerte sie reichlich.

Es war schon spät am Nachmittag, als der Gärtner sich auch seinen anderen Pflanzen zuwandte und sie reichlich goss. Der Tag war heiß und auch sie brauchten genügend von dem kühlen Nass. Als seine Arbeit im Garten getan war, begab sich der Gärtner zu Bett und schlief alsbald ein. Am nächsten Morgen galt sein erster Blick aus dem Fenster in seinen prächtigen Garten. Doch was erschrak er, als er die Birke mit welken Blättern erblickte. Schnell streifte er sich seine Gärtnersachen über und eilte zur Birke. Besorgt fragte er den Baum mit dem festen und soliden Stamm: „Liebe Birke, warum sind deine Blätter bloß so welk? Geht es dir nicht gut?"

Die Birke seufzte schwer und sagte mit letzter Kraft: „Lieber Gärtner, ich werde sterben. Meine letzten Atemzüge sind getan. Mein Herz ist so voller Kummer, denn ich werde nie so groß sein, wie die Tanne es ist!"

Erschrocken blickte der Gärtner zu der Birke. Er wollte ihr helfen, doch schon bemerkte er, dass es für die Birke zu spät war. Noch am selben Morgen musste er den schönen Baum fällen. Er versorgte noch die anderen Pflanzen und dann ging er mürrisch zu Bett.

Auch am nächsten Morgen ging sein erster Blick aus dem Fenster. Sein Herz war schwer, als sein Blick an die Stelle wanderte, wo einst die prächtige Birke stand. Doch noch mehr erschrak er, als er sah, wie die Tanne ihre Nadeln abwarf und kläglich dastand. Er warf sich seine Gartenkleider an und eilte zur Tanne. Etwas außer Atem fragte er die Tanne: „Liebe Tanne, was ist geschehen? Warum wirfst du all deine Nadeln ab?"

Die Tanne seufzte schwer und sagte mit letzter Kraft: „Lieber Gärtner, ich werde sterben. Meine letzten Atemzüge sind getan. Mein Herz ist so voller Kummer, denn ich werde nie so viel mit meinen Ästen tragen können, wie es der Weinstock kann!"

Erschrocken blickte der Gärtner zu der riesigen Tanne empor. Er wollte ihr helfen, doch schon bemerkte er, dass es für die Tanne zu spät war. Noch an diesem Morgen musste er den riesigen Nadelbaum fällen. Er versorgte noch die anderen Pflanzen und dann ging er mürrisch zu Bett.

Am nächsten Morgen erwachte der Gärtner wieder mit dem Sonnenaufgang. Beinahe traute er sich gar nicht aus dem Fenster zu sehen. Der Garten war nur halb so schön ohne die Birke und die Tanne. Umso mehr erschrak er, als nun auch noch der Wein seine Trauben abwarf und all sein Laub verloren hatte. Ohne sich umzuziehen eilte der Gärtner zu dem Weinstock und sprach: „Lieber Wein, warum wirfst du denn all deine Trauben und Blätter ab? Geht es dir nicht gut?"

Der Weinstock seufzte schwer und sagte mit letzter Kraft: „Lieber Gärtner, ich werde sterben. Meine letzten Atemzüge sind getan. Mein Herz ist so voller Kummer, denn ich werde nie so farbenprächtige Blüten hervorbringen, wie es das Veilchen kann!"

Erschrocken blickte der Gärtner den Weinstock an. Er wollte ihm helfen, doch schon bemerkte er, dass es für den Weinstock zu spät war. Das Holz des Weinstocks war knorrig und leblos. Also musste er nun schon die dritte Pflanze in Folge aus seinem Garten nehmen. Nachdenklich versorgte er die anderen Pflanzen und am Abend lag er noch lange wach und dachte nach. Gegen Mitternacht ereilte ihn jedoch der Schlaf und der Gärtner träumte, auch das Veilchen wäre gestorben. Noch vor Sonnenaufgang schlug der Gärtner die Augen wieder auf und musste zu seinem Entsetzen feststellen, dass das Veilchen traurig seinen Kopf hängen ließ. Die einst satten grünen Blätter waren gelb und verwelkt. Der Gärtner rieb sich die Augen und lief umgehend zu dem kleinen Veilchen. Dann fragte der Gärtner das kleine Veilchen: „Liebes Veilchen, warum lässt du denn deinen Kopf hängen und deine Blätter welken? Geht es dir nicht gut?"

Das kleine Veilchen seufzte schwer und sagte mit letzter Kraft: „Lieber Gärtner, ich werde sterben. Meine letzten Atemzüge sind getan.Mein Herz ist so voller Kummer, denn ich werde nie so majestätisch blühen können, wie es die Rose kann, die du vor einigen Tagen inmitten deines Gartens gepflanzt hattest!"

Erschrocken blickte der Gärtner das kleine Veilchen an. Er wollte ihm helfen, doch schon bemerkte er, dass es für das kleine Veilchen längst zu spät war. Das Köpfchen lag schlaff auf dem Boden und die Blätter waren vertrocknet. Er nahm das Veilchen aus dem Boden und blickte zur Rose. Auch sie schwächelte und alsbald stellte sich heraus, dass die prächtige Rose nur gedeihen kann, wenn ihr die Bewunderung anderer Pflanzen sicher war. Doch die anderen Pflanzen waren alle verstorben. Und während der Gärtner auch die Rose ausgrub, ließ er seinen Blick durch den einst so wunderschönen Garten schweifen. Nun war nicht mehr als Einöde übrig. Doch halt! Ganz hinten im Garten stand ein Löwenzahn. Seine gelbe Blüte streckte und reckte sich der Sonne entgegen und es schien wahrlich zu leuchten. Sofort griff der Gärtner nach seiner Gießkanne und eilte mit dem Wasser zu dem einsamen Löwenzahn hin. Saftig grün drangen seine Blätter aus dem Boden heraus. Während der Gärtner den Löwenzahn umsorgte, fragte dieser vorsichtig: „Lieber Löwenzahn. All meine Pflanzen sind gestorben. Nur du hast überlebt. Bitte stirb du nicht auch noch!"

Doch der kleine Löwenzahn strahlte ihn mit seiner Blüte an und gab ihm zur Antwort: „Nein, lieber Gärtner. Ich werde nicht sterben. Ich weiß, dass ich ein Löwenzahn bin. Ich werde nicht so kraftvoll sein, wie es einst die Birke war. Ich werde auch nicht so groß wie die Tanne, deren Spitze in den Himmel ragte. Ebenfalls werde ich keinen Wein tragen können, wie es einst der Weinstock tat und so bunte und farbenfrohe Blüten wie die des Veilchens, werde ich auch nie mein Eigen nennen können. Auch habe ich sehr wenig mit der Rose gemein, die so majestätisch mitten in deinem

Garten thronte. Doch du hast alle Pflanzen umsorgt und dich um alle Pflanzen gekümmert. Du hast mich hier stehen lassen, obwohl du mich auch hättest ausreißen können. Das hast du aber nicht getan. Deshalb gehe ich davon aus, dass du mich hier haben möchtest, genau da, wo ich gerade wachse. Ich kann hier die Bienen mit Nektar versorgen und wenn ich meine Saat in naher Zukunft auf die Reise schicke, werden sich Kinder an mir als Pusteblume erfreuen. Ich bin weder eine Birke, noch eine Tanne, noch ein Weinstock, ein Veilchen oder eine Rose. Ich bin ein Löwenzahn, nicht mehr und auch nicht weniger!"

Der Gärtner setzte sich neben den kleinen Löwenzahn und dachte eine lange Zeit über seine Worte nach. Nach einiger Zeit fragte der Gärtner: „Meinst du, ich sollte einen neuen Garten anlegen?" Bedächtig nickte der kleine Löwenzahn. Und gleich am nächsten Morgen begann der Gärtner damit, neue Pflanzen zu sähen und einzusetzen. Der kleine Löwenzahn jedoch erhielt einen besonderen Platz in seinem Garten und jeden Tag stattete der Gärtner dem Löwenzahn einen Besuch ab. Über die Jahre wuchs ein neuer schöner Garten heran und er lebte von der Selbstliebe des Löwenzahns.

Der Weg zu deiner Selbstliebe

Nun wäre es ganz einfach an der Stelle zu sagen: Sei der Löwenzahn und alles wird gut. Doch ganz so einfach stellt sich die Selbstliebe dann auch nicht dar. Schließlich gibt es da die wunderschöne Rose, die riesige Tanne und das bunte Veilchen. Alle Pflanzen waren auf ihre eigene Art schön. Genau so wie du es bist! Du bist einzigartig und das macht dich zu einem wertvollen Menschen. Ich bin überzeugt davon, dass deine Familie und deine Freunde dies ebenso sehen. Doch warum siehst du das nicht?

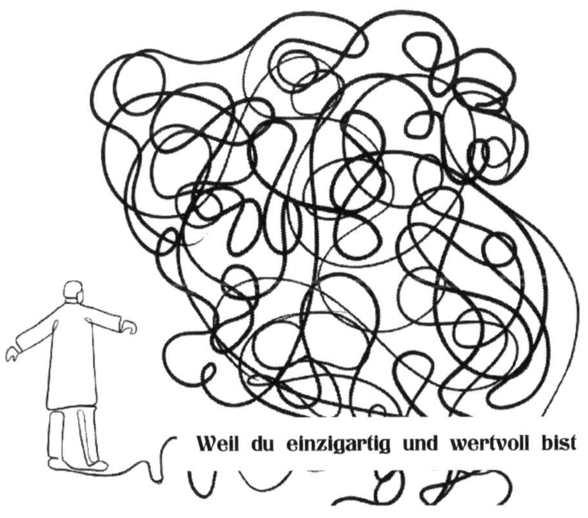

Ich möchte dir Selbstliebe schenken, weil du es dir Wert bist! Du bist einzigartig und das ganz unabhängig von deinen Leistungen, deinem Aussehen oder deinem Kontostand. Nein, auf all das kommt es bei der Selbstliebe nicht an!

Leistungsdruck spürst du jeden Tag, doch die Selbstliebe soll dich davor schützen, ähnlich wie ein Schutzschild. Darum möchte ich dir zunächst die Erkenntnis schenken, dass du für dich verantwortlich bist. Niemand anders wird deine Selbstliebe für dich aufbauen. Das kannst nur du allein. Doch davor brauchst du keine Angst haben. Schließlich hast du das Steuer in der Hand. Du bist frei von Beeinflussung, ist das nicht toll?

Die Selbstliebe setzt sich aus drei Bereichen zusammen. Es ist die Wahrnehmung, die eigenen Gefühle und die eigenen Gewohnheiten beziehungsweise das eigene Handeln. Erinnere dich an die Geschichte zurück. Alle Pflanzen haben sich als zu kläglich und minderwertig wahrgenommen. Sie waren neidisch und eifersüchtig, wollten etwas Besseres sein und sind dabei kläglich gescheitert und eingegangen. Nur der Löwenzahn nicht. Der Löwenzahn wusste, dass er ein Löwenzahn ist und hat sich als solchen angenommen.

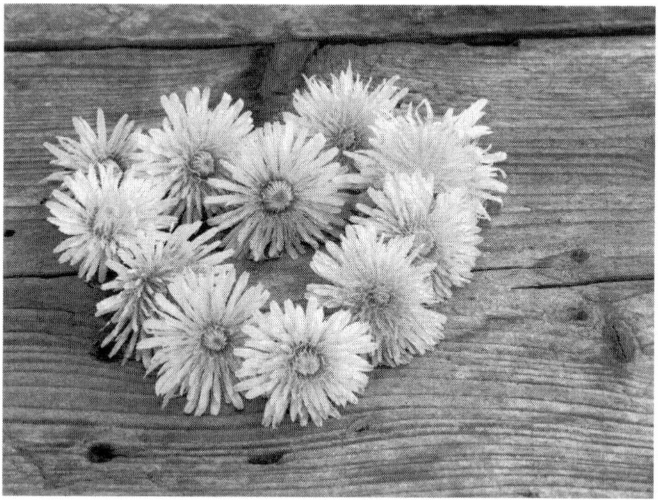

Ich schenke dir …

… einen besten Freund

Ich schenke dir nicht nur irgendwen, sondern ich schenke dir einen besten Freund. Nämlich dich selbst. Behandle dich so, wie du deine beste Freundin oder deinen besten Freund behandeln würdest. Wenn dieser traurig ist oder Kummer hat, dann würdest du nicht hart mit ihm oder ihr ins Gericht gehen. Du würdest tröstend deinen Arm um die Person legen und ihm oder ihr Mut zusprechen. Hat er oder sie einen Fehler gemacht, dann würdest du ihn oder sie nicht verurteilen, sondern Verständnis zeigen. Und wenn dein bester Freund oder deine beste Freundin mit sich hadert, unzufrieden mit seinem oder ihrem Aussehen ist, dann würdest du seine oder ihre Stärken hervorheben und ihn oder sie nicht in seinen oder ihren Ansichten bestärken. Ich schenke dir diese Erkenntnis, damit du dir selbst dieser Freund sein kannst. Sei für dich da. Sei dir dein eigener wahrer Freund.

„Ein wahrer Freund trägt mehr zu unserem Glück bei, als tausend Feinde zu unserem Unglück.“

Marie von Ebner-Eschenbach

… einen stolzen Augenblick am Tag

Ich schenke dir einen Augenblick an einem Tag, auf den du stolz oder mit dem du zufrieden sein kannst. Hattest du dir für heute ein sehr leckeres Mittagessen zubereitet? Hattest du vielleicht heute mehr geschafft, wie du dir vorgenommen hast? Hast du vielleicht etwas besonderes erreicht oder etwas besonderes erlebt? An jedem noch so dunklen Tag gibt es eine Sache, auf die du stolz sein kannst. Suche es nicht unbedingt im Großen. Sei der kleine Löwenzahn und schau dich um. Ich bin überzeugt davon, dass du etwas finden wirst, auf das du stolz sein kannst.

… einen Moment der Wohltat

Ich schenke dir einen Moment der Wohltat. Tu dir mal wieder etwas Gutes, denn du hast es verdient. Vielleicht gehst du gerne ins Kino oder gut Essen. Vielleicht wäre ein Saunabesuch oder eine Massage genau das richtige für dich. Vielleicht möchtest du aber auch lieber einen schönen Waldspaziergang machen und dich anschließend lecker bekochen. Wonach auch immer dein Herz sich sehnt, nehme dir bewusst Zeit für diese Wohltat. Schließlich überraschst du deine Liebsten gelegentlich doch auch mit einer Leckerei oder einem besonderen Ausflug.

... ein Nein

Ich schenke dir ein Nein. Denn ein Nein zeigt Grenzen auf und setzt deine Interessen durch. Andere können nicht deine Gedanken lesen und sie können ebenfalls nicht wissen, dass du gerade nicht in der Stimmung bist, etwas zu tun. Nur du kannst deine Grenzen setzen und verteidigen. Deshalb wünsche ich dir, dass du Nein sagst, wenn du zu etwas keine Lust hast oder es nicht willst. Übrigens bedeutet das nicht, dass du egoistisch bist. Ganz im Gegenteil! Um Hilfe zu bitten oder auch einmal Nein zu sagen, ist keine Schande. Ganz im Gegenteil, es zeugt von Stärke und der Tatsache, dass du dich selbst achtest und gut für dich sorgst.

... Freude in deinem Leben

Ich schenke dir die Freude über Glück und Erfolg in deinem Leben. Manchmal ist das Glück ein guter Helfer und du hast eine Situation nur mit Glück gemeistert. Doch warte! Wieso nur mit Glück? Es ist doch toll, dass es geklappt hat, mit oder ohne Glück. Ich schenke dir die Erkenntnis, dass auch du das Glück verdient hast. Freu dich über das Glück und lobe dich auch für Situationen, in denen du Erfolge aus eigener Kraft oder mithilfe anderer Menschen erreicht hast. Das ist keine Selbstverliebtheit, sondern das ist Stolz auf sich selbst. Und wenn du etwas erreicht hast, dann brauchst du nicht warten, bis jemand anders dir auf die Schulter klopft – wenn das überhaupt jemand macht. Klopf dir selbst auf die Schulter und spüre, wie gut es doch eigentlich tut!

... deine Einzigartigkeit

Ich schenke dir die Erkenntnis über deine Einzigartigkeit. Denn du bist toll, so wie du bist. All deine Ecken und Kanten, deine Stärken und Schwächen, deine Interessen und deine Desinteressen, dein Aussehen, deine Größe und deine Augenfarbe – all das macht dich einzigartig! Vergleiche dich nicht länger mit anderen, die größer, dünner, schneller, besser oder reicher sind. Diese Vergleiche geben dir ein schlechtes Gefühl und du stellst dein eigenes Licht unter den Scheffel. Es ist dein Leben und du bist die Hauptfigur darin. Es wird Zeit, dass du diese Einzigartigkeit zu schätzen lernst und dich selbst liebst. Diese Erkenntnis wünsche ich dir.

Ich schenke dir Dankbarkeit

Die Dankbarkeit wird oft vergessen, wenn es um mehr Selbstliebe und Glück geht. Schnell werden Dinge, für die du dankbar sein solltest, als selbstverständlich angesehen. Doch die Dankbarkeit ist so viel mehr als ein stilles Danke. Wer dankbar ist, der hat weniger mit Frust, Neid und Ärger zu kämpfen. Dankbare Menschen können sich über Kleinigkeiten freuen und nehmen Situationen nicht als selbstverständlich an. Das erkannte schon Francis Bacon. Denn dieser hielt fest:

„Nicht die Glücklichen sind dankbar. Es sind die Dankbaren, die glücklich sind."

Francis Bacon

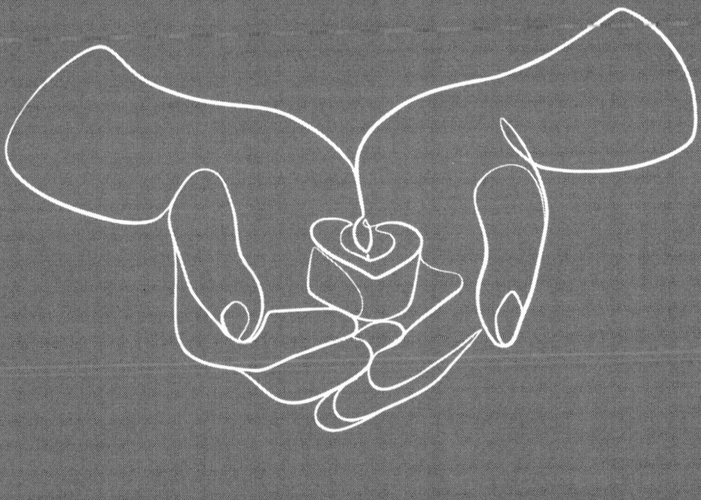

Dankbarkeit, das ist ein Gut, welches in der heutigen schnelllebigen Zeit gern verloren geht. Umso wichtiger ist mein Geschenk für dich. Ich möchte dir mit diesem Geschenk zeigen, dass in jedem auch noch so schwarzen Tag ein wenig Dankbarkeit steckt.

Doch was hat es mit der Dankbarkeit auf sich? Wie kannst du dir dieses Geschenk zunutze machen? Hierzu möchte ich dir zunächst ein afrikanisches Märchen erzählen. Es handelt von dem Leben und von Männern, welche von dem Leben beschenkt werden.

Ein afrikanisches Märchen

Das Leben mit all seinen Facetten machte einst einen Spaziergang durch die Dörfer und die Wüsten. Es wollte sein Erschaffen begutachten. Lange zog es durch die Savanne, ehe es auf einen Menschen traf. Es war nur ein einziger Mensch und dieser saß gekrümmt vor Schmerzen auf einem Stein in der prallen afrikanischen Mittagssonne. Das Leben setzte sich neben den Mann. Nach einiger Zeit fragte der Mann: „Wer bist du?“ Das Leben musterte den Mann und sagte dann: „Ich heiße Leben, denn ich bin all das Leben, was du auf der Welt siehst.“ Der Mann ließ seinen Blick in die Ferne schweifen und seufzte schwer. Auch das Leben schaute in die Ferne. Dann fasste sich der Mann ein Herz und sagte: „Ich habe so schwere Schmerzen an meinen Gelenken. Sie sind geschwollen und tun mir unglaublich weh. Du bist das Leben! Könntest du mich von meinem Leiden erlösen?“ Das Leben schaute dem Mann tief in die Augen und antwortete dann: „Ja, ich kann dich von deinem Leid erlösen. Wenn ich das aber tue, dann wirst du mich und deine Krankheit vergessen!“ „Niemals werde ich dich vergessen!“, sagte der Mann, „Du schenkst mir ein gesundes Leben!“ Das Leben stand auf, bückte sich und griff nach dem Sand. Es blies den Sand direkt in das Gesicht des Mannes und ehe der Mann wusste, wie ihm geschah, waren die geschwollen und schmerzenden Gelenke verschwunden. Er stand auf und sprang umher: „Danke, liebes Leben. Das werde ich dir nie vergessen!“ Das Leben jedoch erinnerte ihn an das Versprechen und sprach: „Ich nehme dich beim Wort. In 6 Jahren werde ich dich wieder besuchen kommen!“ Und da zog das Leben weiter.

Das Leben durchquerte die Wüste und kam in ein kleines Dorf. Dort sah es einen Mann unter einem Baum sitzen. Das Leben setzte sich zu dem Mann, der seine Brust hielt. Nach einiger Zeit fragte der Mann: „Wer bist du?“ Das Leben musterte den Mann und sagte dann: „Ich heiße Leben, denn ich bin all das Leben, was du auf der Welt siehst.“ Der Mann ließ seinen Blick durch das Dorf schweifen und seufzte schwer. Auch das Leben schaute sich im Dorf um. Dann fasste sich der Mann ein Herz und sagte: „Ich habe ein schweres Herzleiden. Der Arzt sagt, dass ich nicht mehr lange zu leben habe. Du bist das Leben! Könntest du mich von meinem Leiden erlösen?“ Das Leben schaute dem Mann tief in die Augen und antwortete dann: „Ja, ich kann dich von deinem Leid erlösen. Wenn ich das aber tue, dann wirst du mich und deine Krankheit vergessen!“ „Niemals werde ich dich vergessen!“, sagte der Mann, „Du schenkst mir ein gesundes Leben!“ Das Leben stand auf, bückte sich und griff nach dem Sand. Es blies den Sand direkt in das Gesicht des Mannes und ehe der Mann wusste, wie ihm geschah, war das tödliche Herzleiden vergangen. Er stand auf und sprang umher: „Danke, liebes Leben. Das werde ich dir nie vergessen!“ Das Leben jedoch erinnerte ihn an das Versprechen und sprach: „Ich nehme dich beim Wort. In 6 Jahren werde ich dich wieder besuchen kommen!“ Und da zog das Leben weiter.

Es vergingen einige Tage, da traf das Leben auf einen blinden Hirten in der Savanne. Er saß im hohen ausgedörrten Gras und lauschte nach dem Vieh. Das Leben setzte sich zu dem blinden Mann. Nach einiger Zeit fragte der Mann: „Wer bist du?“ Das Leben musterte den Mann und sagte dann: „Ich heiße Leben, denn ich bin all das Leben, was du auf der Welt siehst.“ Der Mann lauschte weiter nach seinem grasenden Vieh und seufzte schwer. Auch das Leben hörte dem Vieh beim Grasen zu. Dann fasste sich der Mann ein Herz und sagte: „Ich bin durch einen Unfall mit Blindheit gestraft. Wie gerne würde ich noch einmal das Vieh sehen, den Sonnenuntergang erleben oder meine Kinder erblicken. Du bist das Leben! Könntest du mich von meinem Leiden erlösen?“ Das Leben nahm dem Mann an die Hand, drückte diese und antwortete dann: „Ja, ich kann dich von deinem Leid erlösen. Wenn ich das aber tue, dann wirst du mich und deine Krankheit vergessen!“ „Niemals werde ich dich vergessen!“, sagte der Mann, „Du schenkst mir ein gesundes Leben!“ Das Leben stand auf, bückte sich und griff nach dem Sand. Es blies den Sand direkt in das Gesicht des Mannes und ehe der Mann wusste, wie ihm geschah, konnte er sein Vieh und die Sonne am Himmel sehen. Er stand auf und sprang umher: „Danke, liebes Leben. Ich kann wieder sehen! Das werde ich dir nie vergessen!“ Das Leben jedoch erinnerte ihn an das Versprechen und sprach: „Ich nehme dich beim Wort. In 6 Jahren werde ich dich wieder besuchen kommen!“ Und da zog das Leben weiter.

Sechs lange Jahre zog das Leben durch die Welt. Doch alsbald kehrte es nach Afrika zurück. Es kam an dem Weideplatz des einst blinden Mannes vorbei. Dieser lag im verdorrten Gras und beobachtete sein Vieh. Das Leben verwandelte sich in einen alten blinden Mann und bahnte sich seinen Weg zu dem einst blinden Mann. Bei dem Mann angekommen, fragte das Leben nach etwas Wasser und ob der Mann eine Bleibe für eine Nacht bei ihm hätte. Erbost sprang der einst Blinde auf und schimpfte: „Was fällt dir ein? Warum sollte ich dir eine Bleibe bei mir geben? Geh in ein Blindenheim, wo du hingehörst!“ Leise, ganz leise entgegnete das Leben: „Es ist, wie ich es vor 6 Jahren verkündete. Du hast deine Blindheit und mich vergessen! Du hast versprochen, mich und deine Krankheit nicht zu vergessen!“ Noch ehe sich der einst blinde Mann versah, nahm das Leben eine Handvoll Sand und blies es dem Mann ins Gesicht. Der Mann war wieder erblindet. Er jammerte und weinte, flehte und bettelte, doch das Leben war bereits weitergezogen.

Es kam in das Dorf, in dem einst der herzkranke Mann unter einem Baum saß. Nach der Wunderheilung ist er zum Bürgermeister ernannt worden und erfüllte seine Pflichten. Das Leben verwandelte sich in einen gebrechlichen herzkranken Mann und es schleppte sich in den Hof des einst Herzkranken. Schwer ließ sich das Leben unter den Baumim Hof fallen, als der Bürgermeister aus der Hütte trat. „Bitte,“, flehte das Leben, „gib mir doch etwas Wasser und eine Bleibe für die Nacht. Die Sonne geht bald unter und ich schaffe den Weg nicht.Mein Herz ist so schwach!“ Doch der Bürgermeister erzürnte. Er tobte: „Du kranker Mann willst bei mir wohnen? Weißt du denn gar nicht, wer ich bin? Was denkst du dir, dass ich dich bei mir aufnehme? Womöglich soll ich dich noch an meinen Speisen und Getränken teilhaben lasse? Scher dich weg, kranker Mann!“

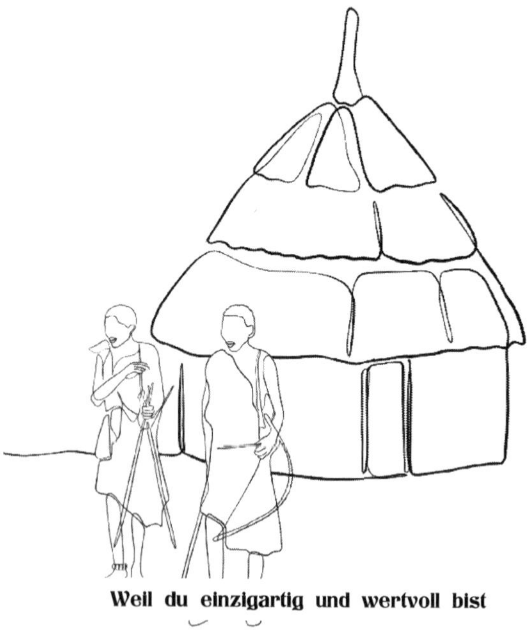

Gerade als der Bürgermeister das Leben am Arm packen wollte, um es aus dem Dorf zu werfen, da griff das Leben eine Handvoll Sand und blies es dem Bürgermeister ins Gesicht. Dann sprach es: „Es ist, wie ich es vor 6 Jahren verkündete. Du hast dein Herzleiden und mich vergessen! Du hast versprochen, mich und deine Krankheit nicht zu vergessen!“ Noch ehe der Bürgermeister wusste, wie ihm geschah, griff er sich an sein Herz. Man rief einen Medizinmann, doch dieser konnte dem Bürgermeister nicht mehr helfen. Ein paar Stunden später verstarb dieser an dem Herzleiden und das Leben machte sich auf und zog weiter.

Das Leben traf auf einen Mann in der Savanne, der auf einem Stein vor seinem Haus saß. Das Leben, als gebrechlicher und von Schmerzen gezeichneter Mann, humpelte auf den Mann zu. Der Mann stand auf und ging auf das Leben zu: „Mein lieber alter Mann, darf ich dir ein wenig Wasser anbieten? Setz dich doch auf meinen Stein und ruhe deine schmerzenden Gelenke aus!“ Der Mann half dem Leben zum Stein. „Danke, das ist sehr nett von dir!“, bedankte sich das Leben, „Mein Weg ist weit und ich erreiche mein Ziel heute nicht mehr. Hast du eine Bleibe für eine Nacht für mich?“ Der Mann nickte und sprach: „Natürlich darfst du bei mir bleiben. Ich teile mein Haus gern mit dir. Weißt du, vor einigen Jahren bin ich dem Leben begegnet. Mir ging es zu der Zeit so elendig, wie es dir nun geht. Doch das Leben hat mich geheilt. Dafür bin ich dem Leben auf ewig dankbar. Es wollte nach sechs Jahren wiederkommen und so warte ich hier auf das Leben. Vielleicht kann dich das Leben auch heilen, wenn es kommt!“

Das Leben lächelte und gab sich zu erkennen. Der Mann mit den einst schmerzenden Gelenken freute sich, das Leben wiederzusehen. Das Leben sprach: „Von all den Menschen, denen ich ihre Gesundheit zurückgab, bist du der einzige Mensch, der mich und die Krankheit nie vergaß! Und weil du mich nicht vergessen hast und dankbar für mein Geschenk warst, sollst du auch als Einziger deine Gesundheit behalten dürfen!“

Mit diesen Worten zog das Leben weiter. Der Mann jedoch vergaß das Leben und sein Geschenk nie.

Nach einem afrikanischen Märchen, nacherzählt von Annette Jankowski.

Der Schlüssel zu deiner Dankbarkeit

Du hast nun die Geschichte von dem Leben und den drei Männern kennengelernt. Du kannst dir sicher denken, dass der Mann mit den Schmerzen und Schwellungen sehr dankbar für das Geschenk war, welches ihm das Leben unverhofft brachte. Doch Dankbarkeit bedeutet mehr als die höfliche Floskel ‚Dankeschön' zu sagen. Glaubt man Robert Emmons, ein angesehener Forscher im Bereich der Dankbarkeit, so bedeutet Dankbarkeit zu staunen, das Leben zu feiern und tatsächlich dankbar zu sein. Diese Erkenntnis deckt sich mit einem Zitat von Jean-Baptiste Massillon:

„Dankbarkeit ist das Gedächtnis des Herzens."

Jean-Baptiste Massillon

Das Besondere an der Dankbarkeit: Wer dankbar ist, ist auch automatisch glücklicher. Denn losgelöst von materiellen Werten oder von der Auffassung, nur die Besten kommen weit, ist die Dankbarkeit in allen Formen der Liebe zu finden. Denke hierzu an die Schneiderin, welche dankbar für die glücklichen Momente war. Denke an den Gärtner, der dankbar dafür war, dass der Löwenzahn noch in seinem Garten blühte und denke auch an den dankbaren Mann, der dem Leben seine Gesundheit zu verdanken hatte. Er hat es nicht vergessen.

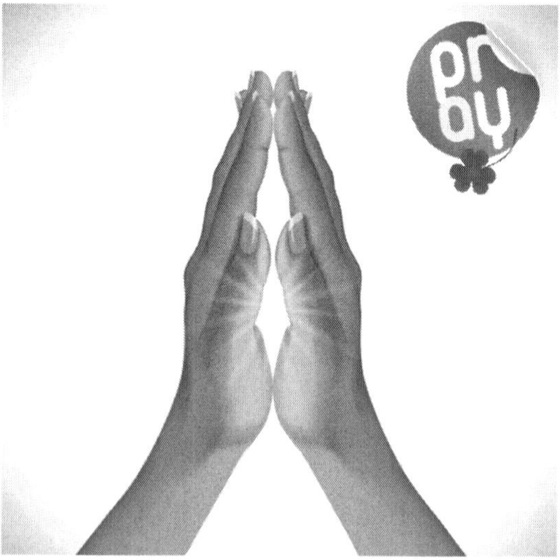

Dankbarkeit muss sich nicht im Großen finden lassen. Dankbarkeit kann schon im Kleinen stattfinden. Dein Herz schlägt, deine Lungen füllen sich mit Sauerstoff und du kannst dich frei bewegen. All die Selbstverständlichkeiten sind Dinge, die gerne übersehen werden, für die du aber Dankbarkeit walten lassen kannst. Natürlich kannst du noch über viel mehr dankbar sein. Wie wäre es mit

- deiner Gesundheit?
- deiner Beziehung, Ehe oder deinem sozialen Umfeld?
- deinen Kindern?
- deinen Freunden?
- deinem Dach über den Kopf
- deinem Hab und Gut?
- dem frischen Wasser?
- der Tatsache, dass du keinen Hunger leiden musst und dein Leben nicht bedroht ist?

Diese Liste ließe sich noch eine Weile weiterführen. Sicher fällt dir noch etwas ein, wofür du dankbar bist. Schreib es doch als Stichpunkte mit auf. So kannst du immer auf diese Seite sehen, wenn dir danach ist und du ein wenig mehr Dankbarkeit gebrauchen kannst.

Wusstest du aber, dass die Dankbarkeit nicht nur der Schlüssel zu der Liebe ist, sondern auch wie ein Schutzschild fungiert? Die Dankbarkeit schützt also auch dich und deine Gesundheit!

Dass Dankbarkeit glücklich macht, das weißt du bereits. Doch wusstest du auch, dass die Dankbarkeit auch deine Beziehungen verbessern kann? Dankbarkeit innerhalb sozialer Beziehungen führt dazu, dass wir uns mit den Menschen verbundener fühlen, da wir uns daran erinnern, was sie uns Gutes getan haben. Außerdem schützt Dankbarkeit das Herz. Es konnte nämlich nachgewiesen werden, dass eine dankbare Einstellung das Risiko für einen Herzinfarkt absenkt. Und als ob das noch nicht die Krönung wäre, so kannst du mit der Dankbarkeit auch Schlafstörungen in den Griff bekommen. Auch das Stressniveau wird gesenkt und Depressionen gelindert, sofern der Mensch dankbar ist. Aber am wichtigsten ist wohl, dass dich die Dankbarkeit vor Versuchungen schützt. Verlockungen gibt es an jeder Ecke. Wenn du aber dankbar und zufrieden mit dem bist, was du hast, dann gehst du der Versuchung und der Verlockung nicht so schnell auf den Leim. Vieles ändert sich, wenn du dankbarer wirst.

Dankbarkeit an einer Hand

Dankbar sein, das ist gar nicht schwer! Das kannst du an einer Hand abzählen! Und genau dieses Geschenk möchte ich dir hiermit mit auf den Weg geben.

Wie du in der Grafik gesehen hast, so brauchst du tatsächlich nur eine deiner Hände, um mehr Dankbarkeit in dein Leben zu lassen.

Hierzu beginnen wir mit dem **Daumen.**

Zeige mit dem Daumen nach oben, als würdest du jemanden einen Daumenhoch geben wollen. Während dein Daumen nach oben zeigt, sagst du laut etwas, auf das du wirklich stolz bist. Zähle deine Stärken und deine Talente auf. Denn du kannst wirklich stolz auf dich sein.

Kommen wir nun zum **Zeigefinger.**

Der Zeigefinger heißt Zeigefinger, da man mit ihm auf etwas zeigen kann. Und genau das sollst du nun als Nächstes tun. Zeige mit deinem Zeigefinger auf eine Sache in der Natur, welche dir besonders toll gefällt. Achte ganz bewusst auf deine Umgebung. Ich bin überzeugt davon, dass du am liebsten gleich mehrere Zeigefinger hättest!

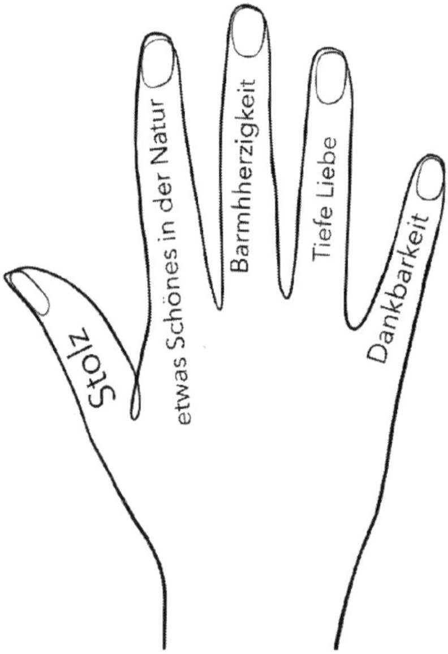

Als Nächstes kommt der **Mittelfinger** an die Reihe.

Betrachte deinen Mittelfinger und überleg, was du für einen anderen Menschen Gutes getan hast und wobei du ein gutes Gefühl hattest. Sei wie das Leben und tue einem anderen Menschen etwas Gutes. Am besten noch heute, denn so kannst du das tolle Gefühl noch heute genießen, wenn dir ein anderer Mensch dankbar ist.

Der **Ringfinger** kommt als nächster Finger an die Reihe.

Dieser Finger steht für einen Menschen, für den du tiefe Gefühle hegst. Das muss nicht unbedingt dein Partner oder deine Partnerin sein. Ebenso können es deine Kinder, deine Eltern, deine beste Freundin oder dein bester Freund sein. Die Liebe zu einer Person, dafür steht der Ringfinger.

Als letzter Finger kommt der **kleine Finger** zum Zug.

Der kleine Finger steht symbolisch für eine Sache in deinem Leben, für die du zutiefst dankbar bist. Rufe dir diese Situation in Erinnerung und erlebe sie erneut.

Der Muskel der Dankbarkeit

Wie du siehst, es braucht nur eine Hand, um die Dankbarkeit erneut zu erwecken. Dabei musst du dir die Dankbarkeit so vorstellen:

Die Dankbarkeit ist ganz ähnlich einem Muskel. Der Muskel ist vorhanden und tut seinen Job. So ist es auch mit der Dankbarkeit. Ein jeder Mensch ist dankbar. Wenn du den Muskel allerdings nicht oft benutzt, dann kann er sich natürlich auch nicht weiter ausprägen. Er funktioniert noch auf Mindestmaß, aber mehr auch nicht. Wenn du den Muskel nun aber trainierst, dann wirst du viel mehr damit erreichen können. Und ebenso verhält es sich mit der Dankbarkeit. Ein Grundstock an Dankbarkeit schlummert in jedem Menschen. Wenn du nun aber deine Dankbarkeit trainierst, dann wird sie wachsen und dir zu mehr Dankbarkeit verhelfen können. Schließlich wirst du nun dich, dein Leben und deine Umwelt mehr zu schätzen wissen und das ist ein großes Geschenk!

Neben der Hand-Methode lässt sich dieser Muskel aber auch noch auf die eine oder andere Art trainieren. Eine Methode, welche sich dafür besonders gut eignet, ist die Meditation. Keine Sorge, du musst nun nicht zum Guru werden, wenn du bisher noch keine Berührungspunkte mit einer Meditation hattest. Das sind nur Vorurteile. Denn eine Meditation kann gleich an mehreren Fronten für dich arbeiten. So lässt sie dich zur Ruhe kommen, dein Körper kann sich entspannen und du kannst dich mit Dankbarkeit überfluten. Das glaubst du nicht? Dann probiere es doch einfach einmal aus!

Dankbarkeits-Meditation

Nehme eine bequeme Position im Sitzen oder Liegen ein. Wenn du dich für das Sitzen entschieden hast, dann setze dich gemütlich auf einen Stuhl. Halte deinen Rücken gerade, achte aber darauf, dass du ihn nicht überstreckst. Deine Hände kannst du bequem auf deinen Oberschenkeln ablegen. Wenn du dich für das Liegen entschieden hast, dann lege dich bequem auf den Boden. Unter deine Knie kannst du ein Kissen legen, damit diese nicht durchgedrückt werden. Deine Hände kannst du auf deinen Bauch oder locker neben deinen Körper legen. Schließe die Augen und atme nun einige Male tief ein und langsam wieder aus. Spüre, wie du allmählich zur Ruhe kommst. Lasse deine Gedanken los. Stelle dir vor, wie du jeden Gedanken auf die Reise schickst. Sie ziehen an dir vorbei wie die Wolken am Himmel. Wenn der Himmel strahlend blau und ohne jede Wolke ist, dann führe deine Gedanken in eine Situation, in der du besonders dankbar warst. War es vielleicht die Geburt deines Kindes? Der letzte Urlaub? Das Lagerfeuer mit Freunden? Erinnere dich an die Situation und nehme sie mit all deinen Sinnen wahr. Wie hat es gerochen? Was hast du gehört? Wen oder was hast du gesehen? Was hast du gefühlt? Gab es einen besonderen Geschmack, den du auf der Zunge hattest? Verweile in der Situation und spüre das Gefühl, welches du zu diesem Zeitpunkt empfunden hattest. Wenn du all die Dankbarkeit aus der Situation in dich aufnehmen konntest, dann kehre allmählich zurück. Lasse deine Augen noch geschlossen und lausche zunächst nach den Geräuschen in deiner Umgebung. Was hörst du? Bewege dann langsam und vorsichtig deine Hände und Füße und öffne dann deine Augen. Bleibe gerne noch einen Augenblick in der Position der Meditation und spüre, wie das Gefühl der gerade erlebten Dankbarkeit in dir ruht. Stehe erst auf, wenn du es möchtest.

Weißt du, was das richtig Gute an dieser Meditation ist? Du bist der Regisseur! Du kannst die Situation bestimmen, welche du erneut erleben möchtest. Du entscheidest auch, wie lange du in der Situation verweilen möchtest. Außerdem kannst du diese Meditation immer dann durchführen, wenn dir danach ist. Ich empfehle dir aber, diese Meditation am Morgen und am Abend durchzuführen. Auf diese Weise kannst du mit einem guten Gefühl und viel Dankbarkeit in den Tag starten. Am Abend legst du dich mit viel Dankbarkeit und einem positiven Gefühl ins Bett. Und genau das ist es, was ich dir wünsche und dir schenken möchte.

Ein kleiner Tipp zum Abschluss: Mit deinem Handy kannst du den Text aufnehmen und ihn anschließend während der Meditation abspielen. Achte darauf, dass du während der Aufnahme genügend Zeit verstreichen lässt, damit du die einzelnen Schritte der Meditation auch befolgen kannst.

Ich schenke dir Achtsamkeit

Das Leben zieht so schnell an dir vorbei. Es ist kaum zu glauben, doch da ist der Moment schon wieder verflogen. Den Moment kontest du dabei gar nicht auskosten. Es scheint so einfach: Den Moment voll auskosten, doch dabei wird eines schnell deutlich: Wir Menschen sind getrieben von der Zukunft und gejagt von der Vergangenheit.

Wenn du dir jetzt in diesem Augenblick einen Kaffee machst, dann bist du mit deinen Gedanken schon beim nächsten oder gar übernächsten Schritt. Während du deinen Kaffee trinkst liest du die Zeitung, überlegst, was du heute anziehst oder denkst darüber nach, was du heute noch einkaufen musst. Achtsamkeit ist also viel schwerer, wie man zunächst denken mag.

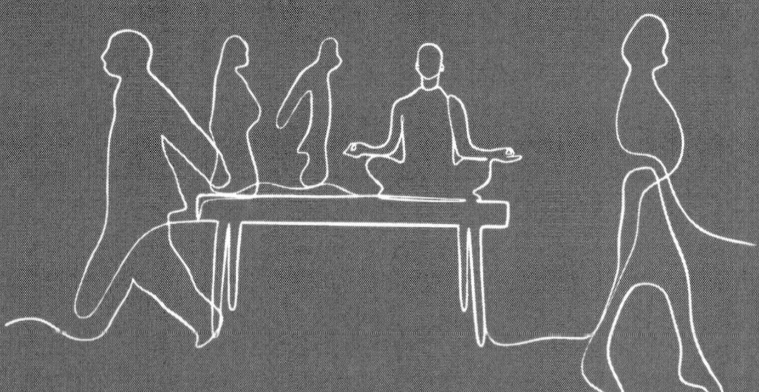

Wenn wir über Achtsamkeit sprechen, dann kommst du um eine Person nicht drum herum: den Dalai-Lama. Und dieser tat Folgendes zur Achtsamkeit kund:

„Achtsamkeit bedeutet, dass wir ganz bei unserem Tun verweilen, ohne uns ablenken zu lassen.“

Dalai-Lama

Selbstliebe bedeutet eben auch, dass du die Achtsamkeit als Teil von dir annimmst. Doch das ist gar nicht so einfach. Ist ein jeder doch getrieben von Zeitdruck und Stress. Beruf, Kind, Haushalt und Termine … der Alltag von vielen Menschen. Weißt du, wozu das führt? Das führt dazu, dass du dich aufgibst und dein Leben fortan nur noch daraus besteht, dass du deine Leistungen erbringst. Du definierst dich nicht über dich, sondern über deine Leistungen, frei nach dem Motto: Haste was, biste was. Haste nichts, biste nichts! Selbstzerstörerisch und alles andere als Selbstliebe.

Ich möchte dir die Wichtigkeit und Notwendigkeit der Achtsamkeit nahelegen, denn diese möchte ich dir schenken! Hierzu habe ich dir auch an dieser Stelle wieder eine Geschichte mitgebracht. Ich bin überzeugt davon, dass du dich in dem Protagonisten wiederfinden wirst und erschreckt darüber bist, wie das alltägliche Leben ohne Achtsamkeit aussieht.

Der weise Mönch

In einem fernen Land lebte einst ein Mönch. Der Mönch war stets glücklich und zufrieden. Er ruhte in sich. Typisch Mönch eben. So dachten viele Leute, die den Tempel der Mönche besuchten.

Immer wieder fanden Führungen statt und die Besucher waren dazu eingeladen, an dem Alltag des Tempels teilzunehmen. Eines Tages kam ein Mann im Anzug, mit Krawatte um den Hals und Aktentasche in der Hand zum Tempel. Er sah gehetzt aus. Seine Augen zuckten von rechts nach links und von oben nach unten. Einer der Mönche kam auf den Mann zu und hieß ihn willkommen. Doch der Mann im Anzug winkte bloß ab und sprach: „Ich habe eine Verabredung mit dem Mönch Xi. Können Sie mich zu ihm bringen?“ Wieder verbeugte sich der Mönch mit zum Gruße aneinandergelegten Handflächen: „Bitte folgen Sie mir.“

Bedächtig ging der Mönch voraus und führte den Mann im Anzug durch die Tempelanlage. Der Mann im Anzug wurde allmählich ungeduldig: „Dauert es noch lange? Ich habe nicht ewig Zeit!“ Doch der

Mönch ließ sich davon nicht beirren und ging seinen Weg. Er führte den Mann im Anzug vorbei an wunderschönen Gärten und erhabenen Gebäuden. Doch der Mann im Anzug bekam davon nichts mit. Er würde am liebsten den Mönch anschieben, um noch schneller an sein Ziel zu kommen. Es vergingen viele Minuten, bis der Mann im Anzug verärgert sagte: „Hören Sie! Ich muss zurück zur Börse. Die Aktien, Sie wissen sicherlich, dass Zeit Geld ist. Und wenn ich nicht bald zurückkehre, dann habe ich einen Haufen Geld verloren!"

Verwundert blieb der Mönch stehen, drehte sich um und fragte dann weise: „Aber woher wissen Sie das?" Mürrisch und gehetzt gab der Mann im Anzug zur Antwort: „Das war schon immer so! Wer zu viel Zeit verschenkt …" Doch weiter kam der Mann im Anzug nicht, denn der Mönch wies auf einen Brunnen, der in der Mitte des Tempelgartens stand. Er nahm Platz auf dem Rand des Brunnens und wies den Mann im Anzug an, es ihm gleichzutun. Mit einem genervten Seufzen ließ der Mann sich nieder. Doch er saß nicht ruhig da. Er wippte mit dem Fuß, blickte sich suchend um, hob die Aktentasche vom Boden auf, stellte diese wieder ab und schaute sich wieder um. Der Mönch jedoch saß ganz friedlich auf dem Rand des Brunnens, schloss die Augen und legte seine Hände in den Schoß. So vergingen weitere Minuten. Der Mann im Anzug hielt es irgendwann nicht mehr aus, stand auf und begann damit, um den Brunnen herum zu laufen. Dann und wann blieb er stehen, stemmte die Hände in die Hüften und wollte loslegen. Doch immer dann fiel sein Blick auf den Mönch. Obwohl ihn der Mönch ungemein aufregte, so strahlte er doch eine gewisse Ehrfurcht aus. Der Mann im Anzug wollte ihn jedenfalls nicht bei dem stören, was auch immer der Mönch tat. Es vergingen weitere Minuten und der Mann im Anzug hatte das Gefühl, dass bereits Stunden vergangen sein mussten. Dann konnte er nicht mehr an sich halten und wetterte: „Wo bleibt denn jetzt Mönch Xi? Ich habe nicht ewig Zeit!"

Der Mönch jedoch blieb ganz ruhig auf dem Brunnenrand sitzen und hielt die Augen geschlossen. „Lässt der mich jetzt etwa zappeln?", fragte sich der Mann im Anzug im Stillen. Wut schäumte in ihm auf. Worauf hatte er sich bloß eingelassen? Warum musste die Behörde ausgerechnet ihn hierherschicken? Und wieso warf man ausgerechnet ihm Unachtsamkeit vor? Das würde auf fast alle Trader an der Börse zutreffen! Er jedenfalls wäre nicht die einzig unachtsame Person auf dem Börsenparkett. Mittlerweile hatte sich eine wahre Laufspur um den Brunnen gebildet. Es war jene Spur, der der Mann im Anzug nun Runde um Runde nachging.

Der Mann im Anzug hätte es fast überhört, da sprach der Mönch: „Was möchten Sie von Mönch Xi?“ „Was bitte?“, fragte der Mann im Anzug, unsicher, ob der Mönch mit ihm sprach. Da aber kein anderer Mensch weit und breit zu sehen war, musste der Mönch wohl mit ihm gesprochen haben. Verdattert begann der Mann im Anzug: „Ich bin hier, um mehr Achtsamkeit zu lernen. Das heißt, ich bin nicht einmal freiwillig hier. Die Aufsichtsbehörde hat mich geschickt!“ Bedächtig nickte der Mönch: „Aber, wie ich sehe wollen Sie gar nicht achtsamer werden.“ Der Mönch beobachtete ihn, wie der Mann im Anzug seine Kreise zog, während dieser sprach: „Was heißt das schon? Ich muss ja, schließlich wurde ich dazu verdonnert. Nun gut, vielleicht wäre es an der einen oder anderen Stelle sinnvoll mehr Achtsamkeit walten zu lassen. Und ja, ich war sicher das ein oder andere Mal etwas zu unachtsam und habe Gelder meiner Kunden verspekuliert. Aber sowas mache viele!“

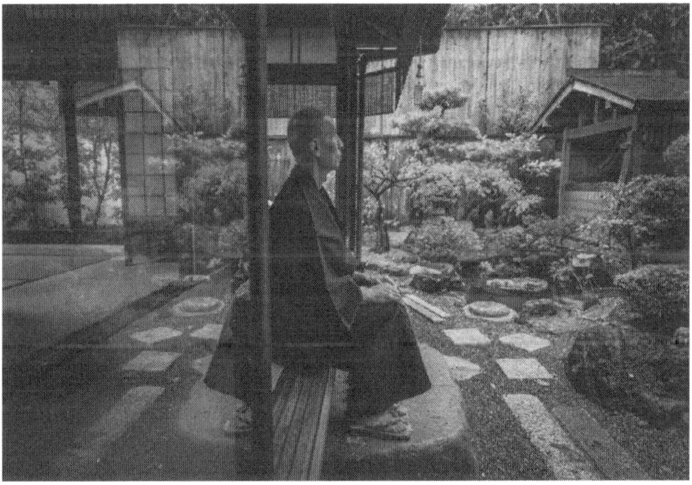

Während der Mann im Anzug sprach, wurden seine Schritte langsamer und immer langsamer. „Sie müssen nicht hier sein, wenn Sie dies nicht wollen! Es steht Ihnen frei zu gehen, wann und wohin Sie wollen“, sagte der Mönch bedächtig. Es lag kein Zorn und auch keine Belustigung in der Stimme des Mönches. Das brachte den Mann im Anzug aus dem Takt. Er blieb stehen und sagte: „Na gut! Wenn Mönch Xi nicht auftauchen will, dann stelle ich Ihnen die Fragen. Warum sind Sie so ruhig, achtsam und ausgeglichen und wie kann ich das lernen?“

Der Mönch legte seine Hände vom Schoß auf die Knie. Dann gab er zur Antwort: „Mein junger Freund, es ist ganz einfach. Wenn ich gehe, dann gehe ich. Wenn ich stehe, dann stehe ich. Wenn ich schlafe, dann schlafe ich. Wenn ich esse, dann esse ich."

Der Mann im Anzug starrte ihn ungläubig an. Doch der Mönch zeigte keine Regung. Um das Gespräch am Laufen zu halten, fragte der Mann im schwarzen Anzug: „Ja, das tue ich auch! Doch sehen Sie, was es mir eingebracht hat! Also, was machen Sie anders?"

Der Mönch wiederholte seinen Satz mit einer beruhigenden Stimme: „Wenn ich gehe, dann gehe ich. Wenn ich stehe, dann stehe ich. Wenn ich schlafe, dann schlafe ich. Wenn ich esse, dann esse ich."

Der Mann im Anzug blieb abrupt stehen und blickte den Mönch verwundert an. Er dachte angestrengt darüber nach. Er stand doch jetzt auch, aber die Zeit. Er hatte doch keine Zeit! Und dann fiel es ihm wie Schuppen von den Augen. Langsam, ganz langsam flüsterte er die Worte: „Wenn ich stehe, dann …"

Doch dann sprach der Mönch: „Mein lieber Freund. Wenn du stehst, dann stehst du nicht. Du bist mit deinem Kopf schon längst wieder am Gehen. Wenn du sitzt, dann sitzt du nicht. Du bist mit deinem Kopf schon wieder am Gehen. Wenn du schläfst, dann schläfst du nicht. Du bist mit deinem Kopf schon beim nächsten Tag. Wenn du isst, dann isst du nicht. Du bist mit deinem Kopf schon beim Abräumen!"

Bedächtig nickte der Mann im Anzug. Seine Hand griff zur Krawatte und lockerte diese ein bisschen. Seine Aktentasche legte er an die Seite. Er hatte das Gefühl, dass er für einen Moment im Hier und Jetzt angekommen war. Er nahm die Schönheit des Ortes wahr, hörte die Vögel zwitschern und der weise Mönch saß so bedächtig auf dem Brunnen. Erst in diesem Augenblick der Erkenntnis wurde ihm die Schönheit der Situation klar vor Augen geführt. Es war, als hätte sich ein undurchdringbarer Nebel gelichtet und er fühlte sich in der Situation fest verwurzelt. Glück, Erkenntnis und Dankbarkeit durchflutete ihn. Doch plötzlich klingelte das Handy des Mannes im Anzug und er verlor die Situation der Achtsamkeit. Der Mönch blickte auf und zog die Augenbrauen hoch. Der Mann im Anzug griff nach seinem Handy, ging zum Brunnen, hielt das klingelnde Handy über den Brunnen und fragte: „Darf ich?" Der Mönch lächelte und nickte sanft. Dann öffnete der Mann im Anzug seine Hand und das klingelnde Handy stürzte in die Tiefe des Brunnens. Doch kein Wasser empfing das Handy, sondern ein Geräusch von zertrümmertem Plastik. Beschämt und überrascht sagte der Mann im Anzug: „Die Idee hatten wohl schon viele vor mir!“

Monate vergingen und längst hatte der Mann im Anzug seinen Job an der Börse aufgegeben und sich den Mönchen im Tempel angeschlossen. Welche Erkenntnis er erst viel zu spät hatte? Er hatte die ganze Zeit mit dem Mönch Xi das Gespräch geführt. Noch heute denkt er mit einem Lächeln an die Situation mit seinem Meister zurück.

Wie du achtsamer durch dein Leben gehst

Du hast die Geschichte nun gelesen. Es ist erstaunlich, wie viel der Mann im Anzug doch von dem Mönch lernen konnte und wie sehr der Mönch sein Leben verändert und geprägt hat. Ich bin kein Mönch, aber auch ich möchte dir Achtsamkeit für deinen Weg zur Selbstliebe schenken.

Wie der Mann im Anzug auch, möchte ich dir Schlüsselerlebnisse schenken, mit denen du deine Achtsamkeit bewusst trainieren kannst. Denn es braucht Training, damit du nicht anstatt eines Engels eine Gans mit nach Hause bringst, wie es Georg Christoph Lichtenberg in seinem Zitat festhielt:

„Wer einen Engel sucht und nur auf die Flügel schaut, könnte eine Gans nach Hause bringen.“

Georg Christoph Lichtenberg

Ich schenke dir Momente der Achtsamkeit

Wie schenke ich dir nun die Achtsamkeit? Ich schenke dir Achtsamkeit, indem ich dich darauf aufmerksam mache, das du immer wieder bewusste Augenblicke in deinen Tag einbaust. Dies kann in ganz gewöhnlichen Situationen sein. Beispielsweise wenn du auf den Bus wartest, einen Augenblick auf der Arbeit oder in der Schule hast, während du das Abendessen zubereitest oder auf dem Weg zu einem Termin bist. Es braucht nicht viel, damit du die Achtsamkeit auskostest. Achtsamkeit bedeutet schon, einige bewusste Atemzüge zu nehmen. Achtsamkeit bedeutet, die Geräusche an der Bushaltestelle bewusst wahrzunehmen. Achtsamkeit bedeutet, die Bewegungen der Menschen um dich herum bewusst wahr zu nehmen. Versuche es doch einmal in diesem Augenblick. Schließe die Augen, spüre deinen Atem und höre, was um dich herum für Geräusche zu finden sind. Denke nicht nach, sondern nimm sie nur wahr.

Hörst du Vögel zwitschern? Hörst du das Summen der Autos? Nimmst du vielleicht den Regen wahr, wie er gegen die Scheiben prasselt oder ist es das Ticken der Uhr, welches zu deinen Ohren vordringt?

Ich schenke dir diese Augenblicke der Achtsamkeit, welche sich in jeden Alltag einbauen lassen. Probiere es nur aus und lasse es zu.

Noch ein Punkt spricht für das Innehalten: Du wirst unglaublich viele schöne Momente durch diese Achtsamkeitsübung wahrnehmen. Das wusste auch schon Franz Grillparzer, wie er es in folgendem Zitat festhielt:

„Monde und Jahre vergehen, aber ein schöner Moment leuchtet das Leben hindurch.“

Franz Grillparzer

Zentangle der Achtsamkeit

Sich im Hier und Jetzt zu verankern, das fällt einigen Menschen schwer. Geht es dir da ebenso? Meditation ist nicht so ganz dein Ding und trotzdem möchtest du deine Gedanken loslassen und die Achtsamkeit in dein Leben lassen? Dann versuche es doch einmal mit Zentangle. Das Zentangle wurde von einem Mönch, Rick Roberts und einer Künstlerin, Maria Thomas, ins Leben gerufen. Worum geht es dabei? Beim Zentangle braucht es nicht mehr, als ein weißes Blatt Papier und irgendeinen Stift, der dir gefällt. Ob Kugelschreiber, Fineliner, Pinsel oder Buntstift, Hauptsache ist, dass der Stift schreibt. Zeichne auf das weiße Papier nun ein 9 x 9 cm großes Quadrat. Die Innenfläche des Quadrats ist dein Viereck der Achtsamkeit. Dieses wirst du nun befüllen. Das nennt sich tangeln. Benutze Striche, Punkte, Kreise, Halbkreise oder Kurven. Beginne einfach irgendwo in deinem Quadrat. Lasse dich führen, ohne zu lenken. Du musst dafür kein Künstler sein, schließlich kann ein jeder solche einfachen Formen auf ein Blatt Papier bringen. Lasse es einfach fließen und staune, was am Ende dabei herumkommen wird.

Das Tangeln, wie es so schön heißt, bringt dir nicht nur Ruhe, sondern löst dich auch von Gedanken, welche dich daran hindern, im Hier und Jetzt verankert zu sein. Abgesehen davon wirst du erstaunt sein, welche kleinen Kunstwerke am Ende dabei herauskommen. Du kannst die Zentangle nutzen, um zur Ruhe zu kommen, Gedanken loszulassen und den Fokus auf das Hier und Jetzt, auf jeden einzelnen Strich zu legen. Zentangle passen in jeden Alltag hinein und sind mit den einfachsten Mitteln in wirklich kurzer Zeit erstellt. Die Wirkung und die Verankerung im Hier und Jetzt sind dabei aber groß.

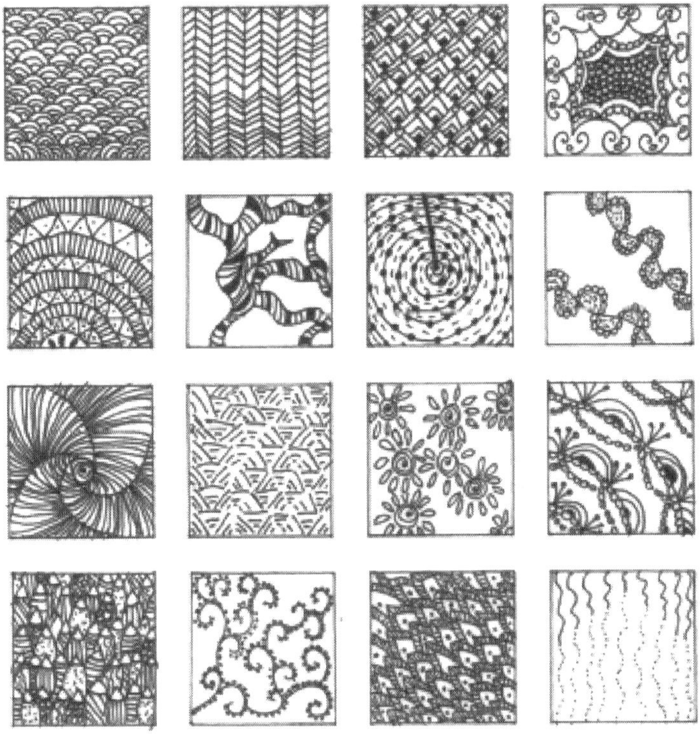

Mit dem Wissen über die Zentangle schenke ich dir einen Weg, die Achtsamkeit für den Augenblick auskosten zu können. Und an dieser Stelle passt das Zitat des weltbekannten Erasmus von Rotterdam.

„Der Körper kann ohne den Geist nicht bestehen, aber der Geist bedarf nicht des Körpers.“

Erasmus von Rotterdam

Der Atem der Achtsamkeit

Ein ganz wundervolles Geschenk der Achtsamkeit möchte ich dir nun überreichen. Hierbei geht es ebenfalls um eine Achtsamkeitsübung, welche sich in jeden noch so vollgepackten Alltag einbauen lässt. Und da du sowieso schon atmen musst, um überhaupt existieren zu können, möchte ich dir eine Methode schenken, mit dessen Hilfe du der Notwendigkeit mehr Achtsamkeit einverleiben kannst. Was meine ich? Ich möchte dir eine Atemübung zeigen, mit der du in wirklich jeder Situation Achtsamkeit ausüben kannst. Ernst Ferstl sagte einst:

„Wir brauchen viele Jahre bis wir verstehen, wie kostbar Augenblicke sein können."

Ernst Ferstl

Du sollst aber keine Jahre darauf verschwenden, die Achtsamkeit des Augenblicks kosten zu dürfen. Daher möchte ich dir nun die Atemübung vorstellen.

Du kannst diese Atemübung mit geschlossen oder geöffneten Augen durchführen. Wenn du dich für das Schließen der Augen entscheidest, dann wird die Verbindung zum Hier und Jetzt intensiver sein. Sie ist aber keine Voraussetzung, damit du mittels der Atemübung Achtsamkeit erfahren kannst. Entscheide dich dafür, womit du dich wohler fühlst.

Nehme eine bequeme sitzende Position ein. Schließe deine Augen oder lasse sie geöffnet, je nach dem wonach dir mehr zumute ist. Achte beim Sitz darauf, dass es bequem für dich ist, du aber nicht zu locker auf dem Stuhl hängst. Eine gewisse Grundspannung sollte in deinem Oberkörper erhalten bleiben, damit sich deine Lungen voll entfalten können.

Lasse zunächst deine Schultern einmal vorwärts und rückwärts kreisen, um eventuelle Verspannungen loszuwerden. Lege dann deine Hände in deinen Schoß und atme einige Male tief ein und wieder aus. Nehme dann deine rechte Hand und lege sie auf dein Herz. Atme nun so tief ein, dass dein Brustkorb spannt. Behalte die Luft kurz in deinen Lungen und während du ausatmest sagst du laut:

Lasse zunächst deine Schultern einmal vorwärts und rückwärts kreisen, um eventuelle Verspannungen loszuwerden. Lege dann deine Hände in deinen Schoß und atme einige Male tief ein und wieder aus. Nehme dann deine rechte Hand und lege sie auf dein Herz. Atme nun so tief ein, dass dein Brustkorb spannt. Behalte die Luft kurz in deinen Lungen und während du ausatmest sagst du laut:

Ich bin fest im Hier und Jetzt verwurzelt.

Dann holst du erneut tief Luft, so dass dein Brustkorb spannt. Behalte die Luft kurz in deinen Lungen und während du ausatmest sagst du laut:

Der Augenblick gehört nur mir.

Dann holst du abermals tief Luft, so dass dein Brustkorb spannt. Behalte die Luft kurz in deinen Lungen und während du ausatmest sagst du laut:

Der Moment der Achtsamkeit bring mir Ruhe und Frieden.

Dann holst du nochmals tief Luft, so dass dein Brustkorb spannt. Behalte die Luft kurz in deinen Lungen und während du ausatmest sagst du laut:

Dieser Augenblick für mich steckt voller Glück!

Wenn du die Sätze nacheinander und ruhig gesprochen hast, dann verweile noch einen Augenblick in dem Moment. Lenke deine Achtsamkeit nun auf dich. Fühle deinen Körper, aber denke nicht. Nehme die Geräusche wahr, aber bewerte sie nicht. Laut den Zen-Mönchen hast du die Übung richtig ausgeführt, wenn du den Seins-Modus erreicht hast. Das ist der Zustand, indem du im Anschluss an die Übung an nichts denken musst. Es ist aber nicht Ziel der Übung, diesen Modus zu erreichen, sondern die Achtsamkeit des Augenblickes bewusst zu erleben. Wenngleich der buddhistische Glaube das Erreichen des Seins-Modus vorsieht, so steht es dir natürlich frei, es den buddhistischen Weisheiten gleichzutun.

Ich möchte dir hiermit den Augenblick der Achtsamkeit mittels der Atmung schenken und ich denke, das kannst du sehr gut in deinen Alltag einbauen.

Eine Liste voller Achtsamkeit

Wie du bereits mitbekommen hast, so ist es gar nicht schwer, Achtsamkeit in den Alltag zu lassen. Ob du nun bewusst innehältst und den Augenblick auf dich wirken lässt, du den Zentanglen nachgehst oder eine buddhistische Atemübung durchführst, an Übungen zu mehr Achtsamkeit in deinem Leben sollte es nicht mangeln. Nicht die Übungen sind das Problem, sondern vielmehr das daran Erinnern, diese Übungen auch tatsächlich bewusst und aktiv durchzuführen. Zwischen Beruf oder Schule, Terminen und anderen Verpflichtungen gehen eben jene Erinnerungen gerne und schnell unter. Aus diesem Grund möchte ich dir eine Checkliste mit auf den Weg geben, welche du dir ausdrucken kannst. Gerne kannst du sie auch abschreiben und mit dir führen. Wenn du trotz dieser Liste vergisst, mehr Achtsamkeit in dein Leben zu lassen, dann stelle dir gerne Erinnerungen in deinem Handy ein. Wie wäre es mit: ‚Jetzt ist der richtige Moment für mehr Achtsamkeit' oder ‚Halte inne und lenke deine Aufmerksamkeit auf die Achtsamkeit'!

Da die Achtsamkeitsübungen allesamt im Alltag gut einzubauen sind, möchte ich dir hier nun einen Tagesablauf in Form einer Checkliste mit auf den Weg geben. Diese Liste kannst du gerne so übernehmen. Du kannst aber auch deinen eigenen Alltag danach gestalten.

	Morgens	Ausge führt
7.30 Uhr	**Frühstück.** Trinke deinen Kaffee nicht einfach und beiße nicht einfach nur in dein Brot. Schon beim Zubereiten des Kaffees kannst du Achtsamkeit ausüben. Rieche an dem Kaffeepulver und fühle es, bevor du es in die Kaffeemaschine gibst. Nehme die Gerüche und das Gefühl ganz bewusst wahr. Wenn der Kaffee gekocht ist, dann schütte ihn langsam in deine Kaffeetasse. Beobachte, wie der schwarze Kaffee stetig in die Tasse fließt. Rieche nochmals an ihm und nehme ihn ganz bewusst wahr. Trinke jeden Schluck Kaffee ganz bewusst und behalte ihn kurz im Mund. Fühle, wie die Wärme sich ausbreitet. Nach diesem Prinzip kannst du auch mit deinem Frühstücksbrot verfahren. Erlebe und koste jeden Schritt bewusst aus.	
8.30 Uhr	**Warten auf den Bus.** Der Bus hat mal wieder Verspätung. Natürlich kannst du jetzt noch einmal deinen Tag planen, alles durchorganisieren, nur um später festzustellen, dass sowieso alles anders kommt, wie geplant. Du kannst aber auch einfach die Achtsamkeitsübung „Ich schenke dir Momente der Achtsamkeit" durchführen und dich tief und fest mit dem Hier und Jetzt verwurzeln. Wenn der Bus pünktlich kommt und du an der Bushaltestelle keine Zeit dazu hast, dann führe die Übung doch einfach im Bus während des Wartens durch. Es lohnt sich!	
10.45 Uhr	**Erste Pause.** Die Pause kannst du damit verbringen, dein Frühstück zu essen und nebenbei das nächste Meeting zu planen. Doch mal ehrlich: Dafür sind Pausen nicht gedacht! Pausen sollen Erholung bieten oder die Gelegenheit für eine Achtsamkeitsübung! Wie wäre es, wenn du die Übung „Der Atem der Achtsamkeit" oder „Zentangle der Achtsamkeit" durchführst? Gerne kannst du natürlich auch „Ich schenke dir Momente der Achtsamkeit" vollziehen. Es bleibt ganz dir überlassen. Je nach dem, womit du dich am wohlsten fühlst.	

	Mittags / Nachmittags	Ausge führt
12.30 Uhr	**Zeit für das Mittagessen.** Es wird Zeit für das Mittagessen! Doch auch das Mittagessen eignet sich hervorragen dazu, deine Achtsamkeit zu trainieren. Verfahre hierzu wie mit dem Kaffee. Schaue dir dein Essen genau an und nehme ganz bewusst die Farbe wahr. Rieche den köstlichen Geruch und schmecke jede einzelne Komponente deines Mittagessens. Fokussiere dich nur darauf und lass alles andere in den Hintergrund treten. Wie schmecken die Bohnen? Wie schmeckt das Salatblatt? Wie schmeckt das Salatblatt in Kombination mit der Tomate oder der Gurke?	
13.30 Uhr	**Nach dem Meeting.** Dir raucht der Kopf, da du gerade mit allen möglichen Zukunftsperspektiven konfrontiert wurdest. Auch die Vergangenheit war Thema, denn da ist nicht alles so glatt gelaufen. Vor und zurück, nur im Hier und jetzt, da bist du nicht! Also wird es höchste Zeit für eine Achtsamkeitsübung.	
15.30 Uhr	**Feierabend.** Vielleicht bist du nicht mit den öffentlichen Verkehrsmitteln gekommen, sondern mit dem Auto. Dann ist es nur logisch, dass du auch mit dem Auto wieder zurückmusst. Nun hast du dann Feierabend, wenn der Rest der Welt ebenfalls Feierabend hat und das bedeutet Stau! Nun kannst du dich ärgern oder die Zeit des Stillstands nutzen, um dich mit einer Achtsamkeitsübung zu erden. Zugegeben, ein Zentangle kommt beim Autofahren nicht sonderlich gut. Und eine ausführliche Atemübung mit geschlossenen Augen ist auch nicht unbedingt anzuraten. Aber trotzdem kannst du dich im Hier und Jetzt verankern. Atme doch einfach bewusst und versuche die Gerüche deines Autos wahrzunehmen. Öffne die Fenster und höre, welche Geräusche an dein Ohr dringen. Du kannst auch verschiedene Bereiche deines Autos berühren und fühlen, wie unterschiedlich sie sind. Sind sie warm oder kalt? Glatt oder rau? Du siehst, auch auf der Heimfahrt kannst du deine Achtsamkeit leben.	

	Abends	Ausge führt
17.30 Uhr	**Barfuß.** Du bist Zuhause angekommen und ziehst dich erst einmal um. Nutze das doch, um gleich eine Achtsamkeitsübung einzubauen. Du musst gar nicht viel machen! Ziehe dir etwas Bequemes an und bleibe barfuß. Gehe nun durch deine Wohnung und fühle ganz bewusst mit den Füßen. Wie fühlt sich der Teppich an? Ist er weich und kuschelig? Wie fühlt sich das Laminat an? Ist es kalt und glatt? Gehe durch deine Wohnung und erfühle sie mit deinen Füßen. Das kannst du natürlich auch gerne draußen im Garten oder beim Spaziergang im Wald machen.	
19.30 Uhr	**Zeit fürs Abendbrot.** Es wird Zeit für das Abendbrot! Wie das Mittagessen auch, so eignet sich das Abendbrot hervorragen dazu, deine Achtsamkeit zu trainieren. Verfahre hierzu wie mit dem Frühstück und dem Mittagessen. Schaue dir dein Essen genau an und nehme ganz bewusst die Farbe wahr. Rieche den köstlichen Geruch und schmecke jede einzelne Komponente deines Abendbrotes. Fokussiere dich nur darauf und lass alles andere in den Hintergrund treten. Wie schmecken die Gurken? Wie schmeckt das Brot? Wie schmeckt das Brot in Kombination mit dem Aufschnitt oder dem Belag?	
21.30 Uhr	**Duschen.** Bevor es ins Bett geht, steht noch eine Dusche an. Eigentlich ein Augenblick der Entspannung, würde der Kopf nicht so kreisen und schon den folgenden Tag durchplanen. Doch statt dich der Zukunft hinzugeben, kannst du den Moment auch für eine Achtsamkeitsübung nutzen. Spüre, wie das Wasser über deinen Körper läuft. Wie fühlt es sich an, wenn das Wasser warm ist und wie fühlt es sich an, wenn es ein wenig kühler ist? Wonach riecht dein Duschgel und wie fühlt es sich an, wenn du dich damit einseifst? Kannst du spüren, wie sich der Schaum abwäscht?	

Achtsamkeitsübungen in den Alltag zu integrieren ist gar nicht so schwer! Wenn du erst einmal verinnerlicht hast, die Achtsamkeit in deinen Alltag einziehen zu lassen und diese auch bewusst zu erleben, dann ist das alsbald eine selbstverständliche Routine. Du wirst dadurch viele schöne Momente im Hier und Jetzt erleben können, welche deiner Selbstliebe zum Aufblühen verhelfen. Das ist mein 1. Geschenk an dich.

Ich schenke dir Selbstbewusstsein

D bist nun in einem Kapitel angelangt, welches für viele Menschen ein Problem darstellt: Das Selbstbewusstsein. Einige Menschen scheinen davon schier unbegrenzt viel zu haben. Ja, das mündet beinahe in Narzissmus, während man bei anderen so etwas wie ein Selbstbewusstsein vergeblich sucht.

Selbstbewusstsein … ein Wort, welches man nur zu schnell gebraucht. Zu oft werden Charakterzüge und Selbstbewusstsein auf eine Stufe gestellt. Doch ist das Selbstbewusstsein wirklich nur eine Eigenschaft? Falsch! Das Selbstbewusstsein ist eine Fähigkeit, welche wir im Laufe unseres Lebens erlenen. Niemand kommt mit einem Selbstbewusstsein zur Welt. Und ein jeder Mensch besitzt ein Selbstbewusstsein. Nur ist dieses nicht immer gut ausgeprägt. Doch wenn du dich selbst lieben willst, dann braucht es Selbstbewusstsein. Und das wusste auch schon Selma Lagerlöf.

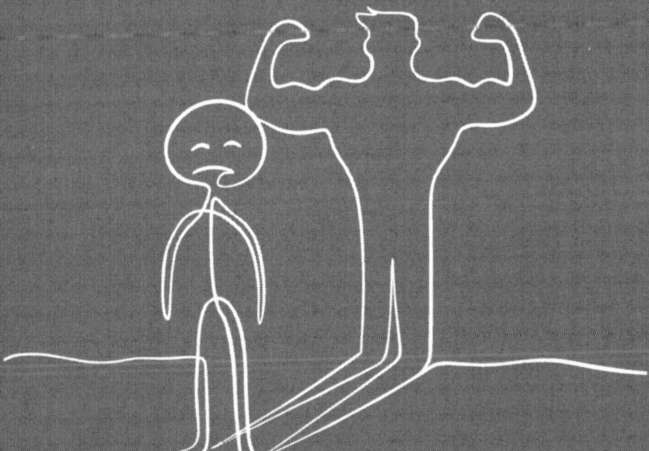

„Wer mit sich selbst in Frieden leben will, muss sich so akzeptieren, wie er ist.“

Selma Lagerlöf

Selbstbewusstsein, das bedeutet, sich selbst bewusst zu sein. Dabei setzt es sich aus deiner Wahrnehmung über dich selbst, der Eigenwahrnehmung und der Bewertung von dir selbst, der Eigenbewertung, zusammen. Was sich nun furchtbar komplex anhört, soll in der folgenden Geschichte verdeutlicht werden.

Der Student und der alte Mann

Ein junger Mann saß traurig auf der Bank in einem Park. Niedergeschlagen war er, als ein alter Arbeiter sich neben ihn setzte. Zunächst bemerkte der junge Mann nicht, dass sich der Mann neben ihn setzte. Doch als der junge Mann dann aufblickte, erschrak er kurz. Hatte er doch nicht damit gerechnet, dass sich jemand zu ihn setzte. Die beiden Männer schwiegen eine Weile und der junge Mann hing seinen schweren Gedanken nach. Dann fasste sich der ältere Mann ein Herz und fragte: „Mein lieber Junge. Du siehst aber betrübt aus. Was belastet dich in deinen jungen Jahren so schwer?“

Der junge Mann gab zur Antwort: „Ach wissen Sie, ich weiß gar nicht so recht wer ich bin. Für meine Eltern bin ich der Student mit den Bestnoten. Für meine Freunde bin ich der Freund, der immer zur Stelle ist. Für meinen Professoren bin ich ein aufsteigender Stern. Für andere bin ich eine Hilfe bei der Vorbereitung von Klausuren. Doch ich habe das Gefühl, dass ich all den Menschen nicht genüge tue. Letztens hatte ich eine Hausarbeit nicht mit einer 1,0, sondern nur mit einer 1,7 abgeschnitten. Sie hätten mal das Gesicht meiner Eltern sehen sollen!“

„Ah, ich verstehe …“, sagte der alte Mann und seufzte schwer, „Das ist natürlich eine schwere Situation für dich! Ich verstehe sehr gut, dass dir dein Herz schwer ist und du dich fragst, wer du bist.“

Und so saßen die beiden Männer noch eine Weile auf der Bank und schwiegen. Nach einer Weile durchbrach der alte Mann die Stille und sagte: „Weißt du, ich kann dir helfen. Ich kann dich aus deiner Situation herausführen. Allerdings brauche ich zunächst deine Hilfe, ehe ich dir unter die Arme greifen kann. Du musst wissen, ich bin ein Rentner und bekomme nur eine kleine Rente. Ich habe mich dazu entschlossen, mein Auto zu verkaufen. Allerdings kenne ich mich mit den modernen Medien absolut nicht aus. Könntest du mein Auto in meinem Namen inserieren? Du würdest mir damit einen großen Gefallen tun. Von dem Geld möchte ich nämlich noch einmal an die See fahren!"

Der junge Student dachte kurz nach und sagte dann: „Das ist doch kein Problem! Ich kann Ihnen gerne die Anzeige für Ihr Auto online setzen. Wir brauchen nur ein paar Fotos und einige Eckdaten von dem Auto. Wenn Sie möchten, kann ich das umgehend für Sie erledigen!"

Der alte Mann freute sich sichtlich über die Hilfe des Studenten und gemeinsam verließen sie die Parkbank und machten sich auf den Weg zu der nahegelegenen Wohnung des Mannes. In der Garage stand auch schon das Auto, welches der Student musterte. Er fragte den alten Mann: „Wie viel möchten Sie denn für das Auto bekommen?" Der alte Mann dachte eine Weile nach und sprach dann mehr zu sich selbst: „Also der Urlaub würde mich für eine Woche rund 1000 € kosten. Das Bahnticket kostet nochmals 70 € hin und zurück. Und wenn ich mir am Strand dann noch einen Eisbecher leisten könnte oder ein Museum besuchen würde…" Geduldig wartete der junge Student die Antwort des Alten ab. Diese kam alsbald auch: „Ich hätte gerne 2000 € für das Auto. So viel muss es sein für den schönen Urlaub. Bitte sei so gut und verkaufe es für nicht weniger!"

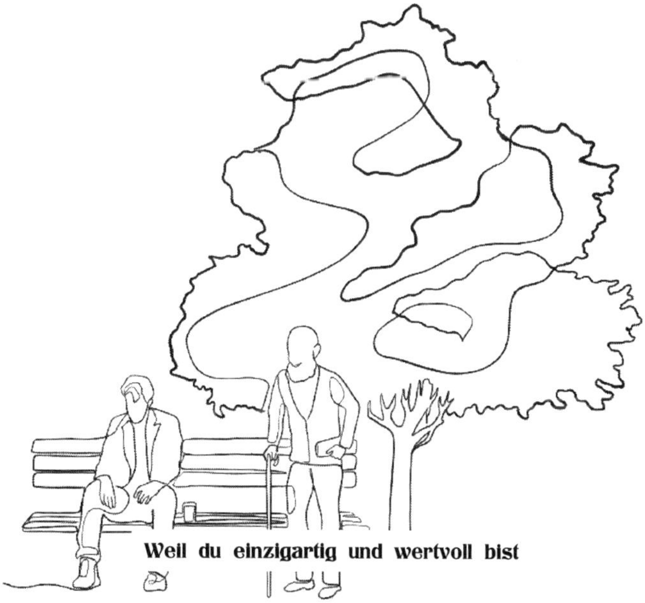

Der Student hob die Augenbraue. War das richtig? Er solle das Auto verkaufen? Er sollte doch nur die Anzeige online stellen. Vom Verkauf war gar keine Rede! Aber vielleicht war es dem alten Mann nicht geheuer. Seine Generation hatte schließlich mit den modernen Medien nur wenige Berührungspunkte. Also willigte er ein.

Eine halbe Stunde später war die Anzeige online und es dauerte nicht lang, da folgten die ersten Mails der potenziellen Kaufinteressenten. Noch am selben Abend vereinbarte der Student mit den Kaufinteressenten einen Termin. Der alte Mann sagte jedoch: „Mein lieber Junge. Ich vertraue dir. Doch bin ich so müde und meine Gelenke schmerzen so sehr, dass ich mich ein wenig ausruhen muss. Bitte vergiss nicht, dass du es nicht unter 2000 € verkaufst!"

Der alte Mann ließ den jungen Studenten verunsichert zurück. Doch lange konnte der Student seiner Unsicherheit nicht hinterherjagen, denn schon bald kamen die ersten Kaufinteressenten. Sie musterten das Auto von allen Seiten, schauten in den Motorraum und bemerkten die Kratzer. Hinten am Kofferraum stellte einer sogar eine rostige Stelle fest. Wie der Student es vermutet hatte, fingen die ersten Interessenten an, den Preis zu drücken. Einer wollte sogar nur 500 € zahlen! Mehr wäre das Auto garantiert nicht wert! Der junge Mann lehnte ab. Das beste Gebot lag bei 1200 €. Eindeutig zu wenig. Der alte Mann wollte mindestens diese 2000 € für seinen Urlaub bekommen.

Nach und nach zogen die Interessenten ab. Der ein oder andere hinterließ eine Karte für den Fall, dass er es sich anders überlegen würde. Mit gesenktem Kopf ging der junge Student zu dem alten Mann in die Wohnung. Hoffnungsvoll blickte der Alte ihn an und fragte: „Kann ich meine Koffer schon packen?" Doch der Student nickte nur traurig mit dem Kopf. Er traute sich gar nicht aufzublicken. Er wollte nicht in die traurigen und enttäuschten Augen des Alten blicken. Leise sagte er: „Es tut mir so leid. Ich konnte Ihren Erwartungen nicht gerecht werden. Gerade einmal 1200 € wurden mir für Ihr Auto geboten. Da fehlen immer noch 800 € für Ihren Urlaub. Ich habe versagt!"

Beschämt blickte der junge Student zu Boden. Wieder einmal konnte er den Erwartungen der anderen nicht gerecht werden. Wieder einmal machte sich das Gefühl des Versagens in ihm breit und fraß ihn von innen heraus auf.

Doch der Alte runzelte nur die Stirn. Stille schwebte zwischen dem jungen Studenten und dem alten Mann. Dann aber bat der alte Mann den jungen Mann um einen letzten Gefallen: „Sei so gut und fahre das Auto doch zu dem Gutachter Müller. Er ist ein alter Bekannter aus dem Fußballverein und ich vertraue ihm. Sage ihm, dass ich das Auto verkaufen möchte und seine Einschätzung bräuchte."

Mit krachenden Gelenken stand der Alte auf und schrieb die Anschrift des Gutachters auf einen Zettel. Der junge Mann las die Anschrift und kurze Zeit später saß er im Auto des Alten und fuhr zu dem Gutachter. Dort angekommen wurde er bereits erwartet. Wahrscheinlich hatte der Alte ihn bereits schon angekündigt. Ob der Gutachter ihm helfen könne? Freundlich begrüßte der Gutachter mich und machte sich umgehend ans Werk. Er polierte die ein oder andere Stelle und die vermeintlichen Kratzer verschwanden. Auch der Rostfleck wich dem Tuch des Gutachters. Es stellte sich nur als etwas Dreck heraus. Er inspizierte sorgfältig den Motor und guckte in jede Ecke des Innenraums. Am Ende studierte er noch ausgiebig die Papiere. Der junge Student sah ihm bei seiner Arbeit zu. Als der Gutachter fertig war, sagte er: „Das Auto in diesem Zustand ist bestimmt 15.000 € wert. Er hat kaum Kilometer gefahren, ist checkheftgepflegt und in einem einwandfreien Zustand. Ja, ich würde fast sagen, dass er wie neu ist. Außerdem zählt dieser Wagen zu einer Ausführung, die für Sammler interessant ist. Da könnte man mit Glück noch mehr Geld rausholen. Ich habe einen Kundenstamm, wo ich sicher weiß, dass es Interessenten geben wird. Wenn mein alter Freund möchte, dann könnte ich mich dort für ihn umhören.

Der junge Student glaubte seinen Ohren nicht trauen zu können. 15.000 € und noch mehr? Vorsichtig fuhr er das Auto zurück zu dem alten Mann und verkündete ihn den geschätzten Wert des Autos. Der alte Mann sprach vergnügt: „Na, das hört sich doch ganz anders an. Davon kann ich gleich mehrmals in den Urlaub fahren. Ich wusste doch, dass das Auto mehr wert ist, als 1200 €! Ich danke dir, dass du das Auto zu meinem Freund gebracht hast. Alsbald werde ich mich bei ihm melden und mein Auto verkaufen! Doch nun zu dir!"

Der Mann wies den jungen Studenten an sich zu setzen. Er kam der Bitte nach und nahm Platz. Dann blickte ihm der alte Mann lange in die Augen und sagte: „Eigentlich bist du wie mein Auto. Für andere Menschen bist du vielleicht mit Ecken und Kanten, mit Macken und Eigenarten versehen. Doch schau dir an, was mein Freund aus dem Auto gemacht hat?!

Diese Ecken und Kanten gehören zu dir und sie erzählen eine Geschichte. Als du noch auf den Weg zu mir warst, da rief mich mein alter Freund an und sagte, dass das Auto eine Beule hat. Wir beide mussten lachen, denn die Beule entstand vor zig Jahren, als wir betrunken losfahren wollten und anstelle des Torausgangs den Tannenbaum vor dem Anwesen passiert hatten. Der Tannenbaum hatkaum etwas abbekommen. Ich hätte die Beule korrigieren lassen können. Doch wollte ich sie lieber dort lassen.
Denn sie erinnerte mich seit jeher an das lustige Ereignis. Noch heute müssen wir beide daran denken, wenn wir die Beule sehen. Und so ist es auch bei dir. Deine Ecken, Kanten und Macken sind Geschichten deines Lebens. Sie machen dich aus und haben dich zu dem gemacht, was du heute bist. Und weißt du noch was?"

Der junge Student schüttelte den Kopf, ehe der alte Mann weitersprach: „Nur du kennst deinen eigentlichen Wert. Die anderen Menschen sind wie die Kaufinteressenten. Kaum jemand schätzte mein Auto, weil sie nur oberflächlich geschaut hatten. Warum sonst ist keiner auf die Idee gekommen, tiefgründiger nachzusehen, ein Putztuch zu nehmen und einfach zu schauen, ob es wirklich eine Macke im Lack ist oder doch nur Schmutz?"

Der junge Student dachte lange über die Worte des Alten nach. Und er spürte, wie ein Knoten in ihm Platze. Er brauchte nicht länger den Ansprüchen der Menschen in seiner Umgebung gerecht werden. Viel mehr musste er sich selbst im Spiegel ansehen können. Er brauchte nicht perfekt sein. Er hat Stärken und Schwächen und die zeichnen ihn aus. Seine Gedanken kreisten und kreisten. Das Gefühl in ihm wuchs weiter an und dann fragte er: „Also war das mit dem Auto nur eine Lehre, um mir das Selbstbewusstsein näher zu bringen?"

Lächelnd schüttelte der Alte mit dem Kopf und sagte dann: „Nein, ich wollte mein Auto tatsächlich verkaufen. Ich hätte es auch für weniger verkaufen können. Denn die Wahrheit ist, dass es mir an Geld nicht mangelt. Doch wollte ich dir vor Augen führen, dass auch du ein Selbstbewusstsein in dir trägst. Du musst es nur erkennen und aufpolieren. Du bist ein guter Junge!"

Der junge Student und der alte Mann wurden gute Freunde und der alte Mann sah mit Freude dabei zu, wie der junge Student selbstbewusster wurde und aufblühte. Sie verbrachten viele Tage zusammen.

Ich schenke dir ...

Das Selbstbewusstsein ist ein komplexes Konstrukt. Ich möchte dir aus diesem Grund ganz viele Pfeiler schenken, welche dein Selbstbewusstsein aufrechterhalten sollen, damit du dein Selbstbewusstsein hegen und pflegen kannst, wie ein zartes Pflänzchen, welches zu einem stattlichen Baum heranwachsen wird.

Hier soll es um dich gehen, um die Tatsache, dass du dir selbst bewusst wirst. Denn das tust du für dich und für niemanden sonst. Das erkannte auch Sean Connery bereits Friedrich Hebbel, welcher es sehr passend formulierte:

„Jedenfalls ist es besser, ein eckiges Etwas zu sein als ein rundes Nichts.“

Friedrich Hebbel

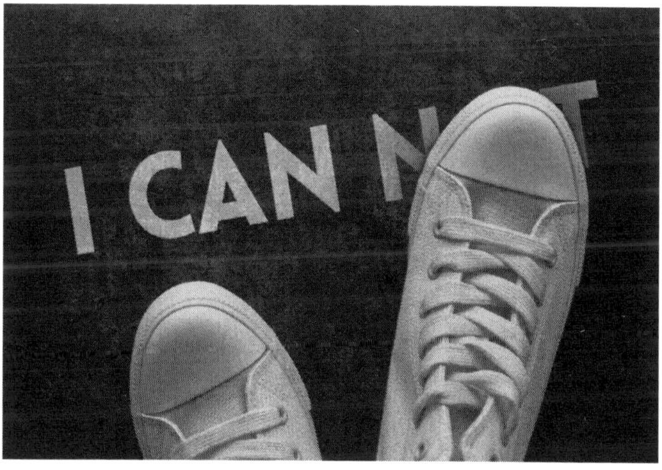

Und wie recht er damit hat, das wirst du nun sehr bald merken. Denn das Selbstbewusstsein aufzubauen, dass bedeutet nicht, dass nur die positiven Eigenschaften hervorstechen. Es bedeutet auch, deine Schwächen zu kennen und sich Fehler eingestehen zu können. Es bedeutet, dich so anzunehmen wie du bist und sicher in deinem Auftreten zu sein. Es ist aber auch der Glaubean dich und die Kontrolleüber dein Handeln. Außerdem bedeutet sich selbst bewusst zu sein auch, dass du Achtung vor dir selber hast und Verantwortung übernimmst. Doch der Reihe nach, denn mein Geschenk an dich ist groß.

... Selbsterkenntnis

Oder: Das bist du

Hast du dir vielleicht schon einmal die Frage gestellt, wer du überhaupt bist? Ich meine damit nicht deinen Namen, dein Alter, deinen Wohnort oder andere Personalien. Nein, ich meine damit, was dein Wesen ausmacht! Worin liegen deine Stärken und wo sind deine Schwächen zu finden? Wie stehst du zu anderen Menschen und welche Bedürfnisse und Wünsche hast du? Welche Erwartungen stellst du an das Leben?

Das ist einmal eine andere Sichtweise! Es sind simple Fragen, die allerdings nicht ganz so leicht zu beantworten sind, wie sich die Frage stellen lässt. Denn oftmals fließt mit der Antwort auch eine Wertung ein. Dabei ist das völlig überflüssig. Damit du dich selbst kennenlernen kannst, somit eine Säule des Selbstbewusstseins aufbauen und dich selbst lieben kannst, solltest du die Fragen ehrlich beantworten. Mache einen ganz neuen Steckbrief von dir und halte den schriftlich fest:

- Was macht dich aus?
- Welche Stärken hast du?
- Welche Schwächen hast du?
- Welche Charakterzüge besitzt du?
- Was denkst du über andere Menschen und wie stehst du zu anderen Menschen?
- Welche Wünsche, Träume und Bedürfnisse liegen in dir?
- Welche Erwartung stellst du an dein Leben?

... Selbstakzeptanz

Oder: Du bist gut wie du bist!

Gehörst du zu den Perfektionisten? Siehst du jedes noch so kleine Haar in der Suppe? Bist du für manche Dinge einfach zu dumm?

Diese Fragen ließen sich noch unendlich weiterführen und würden doch zu keinem Ergebnis führen. Ebenso wenig wird dich absolute Akzeptanz weiterbringen, denn du musst nicht jeden Millimeter an dir anhimmeln. Das ist ebenso falsch. Du bist, wie du bist. Und das ist gut so! Und wie kann ich dir diese Erkenntnis schenken? Indem ich dir eine 6-Tage-Challenge mit auf den Weg gebe!

1. Tag

Schreibe dir eine liebe Botschaft, welche du so liebevoll schreibst, als wäre sie für deine Partnerin / deinen Partner, deine Kinder / beste Freundin oder deinen besten Freund!

2. Tag

Damit du dich selbst akzeptieren kannst, solltest du nicht nur deine Stärken in den Vordergrund stellen, sondern dir auch Empathie entgegenbringen. Es ist auch in Ordnung, wenn du nicht perfekt bist. Führe dir das heute ganz bewusst vor Augen.

3. Tag

Du hast dieses nicht geschafft und jenes war auch fehlerhaft. Ach hättest du doch bloß anders reagiert... Schwächen und Fehler sehen wir immer besonders schnell an uns. Aber nicht heute! Heute hebst du alles hervor, was super an dir ist! Nimm dir einen Würfel. Du hast eine gerade Zahl gewürfelt? Dann nenne laut ein Körperteil an dir, was du toll findest. Du hast eine ungerade Zahl gewürfelt? Dann sage laut eine Eigenschaft, die du an dir magst!

4. Tag

Heute ziehst du aus deinen Schwächen etwas Positives. Denn nichts ist so schlecht, dass es nicht zu irgendetwas gut ist! Vielleicht zählst du dich zu den Perfektionisten. Das könnte natürlich eine Schwäche sein. Die Stärke darin ist, dass du auf die Details achtest und nicht so schnell Flüchtigkeitsfehler machst. Verfahre so mit 5 von deinen Schwächen. Sei gespannt, was dabei herauskommen wird.

5. Tag

Nehme dir zwei große Zettel zur Hand. Auf dem einen Zettel schreibst du: Ich bin in Ordnung. Auf den anderen Zettel schreibst du: Ich bin nicht in Ordnung. Lege beide Zettel vor dich auf den Boden und lege in der Mitte einen Gürtel oder ähnliches, um eine Trennlinie darzustellen. Stelle dich nun auf die Seite mit dem negativen Zettel. Lies ihn dir durch und fühle, was die Aussage mit dir macht. Verfahre so mit dem positiven Zettel. Bei welchem Zettel fühlst du dich wohler?

6. Tag

Mutig genug? Sich selbst zu akzeptieren bedeutet auch, dass du das auch nach außen transportieren kannst. Und wie gelingt dir das? In dem du es der Welt natürlich mitteilst! Gehe zum Fenster, öffne es und schreie ganz laut heraus: „Ich bin gut so, wie ich bin!" Nur Mut, du kannst das!

... Selbstannahme

Oder: Du magst dich

Schnell bist du dabei, wenn es darum geht, dich selbst zu kritisieren. Schwieriger wird es jedoch, wenn du dich selbst loben sollst. Es ist nicht so, als könntest du das nicht. Vielmehr geht es darum, dass du Angst hast, andere Menschen könnten dich als überheblich wahrnehmen. Damit du dich aber selbst annehmen kannst, solltest du dich loben! Denn wenn du dich selbst nicht lobst, warum sollten andere das tun? Lobe dich also regelmäßig und nehme das Lob an. Kritisiere dich, wenn die Kritik angebracht ist und nehme dich an, wie du bist.

... Selbstsicherheit

Oder: Du schaffst das

Ein selbstsicheres Auftreten, das ist es, was ich dir hier schenken möchte. Doch Selbstsicherheit erhältst du nicht, indem du in deiner Komfortzone bleibst. Du wächst mit deinen Aufgaben, ebenso wie der Student es aus der Geschichte auch tat. Selbstsicherheit bedeutet also, dass du etwas schaffst, was du vorher nicht für möglich gehalten hast. Nein, du sollst nun keine waghalsigen Experimente machen, das wäre weit am Ziel vorbei! Vielmehr sollst du nun malen, kleben, ausschneiden oder wie auch immer du dich ausdrücken magst.

Klebe ein Foto von dir in die Mitte eines Bildes. Male um dein Bild einen Kreis. Der Kreis sollte groß genug sein, dass du noch Dinge hineinschreiben, -kleben oder gestalten kannst. Der innere Kreis ist deine Komfortzone. Der äußere Kreis dien Ziel. Klebe, schreibe, und bastle nun alle Dinge in deine Komfortzone, die du mit links schaffst. Hänge dir das Bild gerne irgendwo auf, denn im Laufe der Zeit fallen dir sicher noch mehr Dinge ein, die du in die Komfortzone oder in dein Ziel schreiben, kleben oder basteln kannst.

Nun schreibe in den äußeren Bereich deine Ziele. Das ist deine Zielregion. Überlege dir für jedes Ziel, wie du es erreichen kannst. Probiere durchaus ungewöhnliche Wege aus! Denn manchmal ist auch der Weg das Ziel und die Erkenntnisse, welche du auf dem Weg zu mehr Selbstsicherheit sammelst.

... Selbstglaube

Oder: Du glaubst an dich

Es fällt dir schwer an dich selbst zu glauben? An deine Stärken und Schwächen, an deine Talente und an deine Eigenschaften? Dann geht es dir wohl so, wie den meisten Menschen. Aber auch hier möchte ich dir den Glauben an dich schenken.

Hierzu möchte ich dich zu etwas einladen, was nicht aufwendig ist, jedoch Zeit benötigt, damit es wachsen kann.

Kaufe dir ein paar Blumensamen nach deiner Wahl. Lass dich von deinem Gefühl leiten und schaue, welche Blumen dir besonders gut gefallen und welche dich sofort anlachen. Besorge dir außerdem ein wenig Anzuchterde und einen Blumentopf. Sähe die Blumen ein und pflege sie. Schon bald wirst du sehen, dass aus den winzigen Körnern eine Pflanze entsprungen ist.

Am Anfang dachtest du vielleicht, dass du keinen grünen Daumen hast. Doch die Pflanze hat dich eines Besseren belehrt. Sie blüht alsbald und das ist dein Verdienst. Die Tatsache, dass du dieser Pflanze einen Platz zum Wachsen geschenkt hast beweist, dass du nur an dich glauben musst und es werden großartige Dinge geschehen! Wenn nun Zweifel aufkommen, dann schau dir deine Blume an und glaube an dich!

... Selbstkontrolle

Oder: Du hast die Situation im Griff

Läuft mal wieder alles aus dem Ruder und irgendwie scheint sich alles deiner Kontrolle zu entziehen? Dann wird es höchste Zeit, dass ich dir mein nächstes Geschenk überreiche. Es ist die Selbstkontrolle oder das Gefühl, dass du nicht handlungsunfähig bist. In jeder Situation gibt es für dich die Möglichkeit, aktiv auf die Situation einzuwirken.

Wie du dir denken kannst, so ist nichts schlimmer als Passivität. Hätte der Student nicht gehandelt, wenngleich unter Anleitung des alten Mannes, so hätte er nie auf diesem Weg mehr Selbstbewusstsein aufbauen können.

... Selbstachtung

Oder: Du hast Respekt vor dir

Selbstachtung bedeutet, dass dich selbst so annimmst wie du bist. Du fühlst dich schlecht? Dann spreche dir Mut zu. Du fühlst dich gut, weil du etwas geschafft hast? Dann freue dich darüber. Du bist traurig, weil es einen Streit gab? Dann tröste dich.

Du kannst nur Respekt vor dir haben, wenn du dich wahrnimmst. Das wiederum klappt nur, wenn du dich so behandelst, als wärst du jemand, den du unglaublich gernhast.

Was kannst du nun also tun? Du schreibst dir folgende 4 goldene Regeln auf:

1. Keine Vergleiche mehr! Du bist wie du bist und so bist du gut!
2. Idealbild ade! Auch wenn Idealbilder nicht immer schlecht sind, so ist das eigene Idealbild doch meist gottgleich. Du bist ein Mensch und kein Gott! Daher kannst du Idealbilder aus deinem Verständnis für dich streichen!
3. Als würde es von anderen kommen! Lobe und feiere dich so, als würden es andere tun.
4. Das hast du geschafft! Führe dir vor Augen, was du schon alles überwunden hast! Der erste Liebeskummer war sicherlich kein Spaziergang!

... Selbstverantwortung

Oder: Du übernimmst die Verantwortung

Selbstverantwortung zu übernehmen bedeutet, dass du für all jene Dinge einstehst, die du auch tatsächlich getan hast. Warum denkst du jetzt eigentlich nur an die negativen Dinge? Was ist denn mit deiner Ausbildung oder deinem Studium? Was ist mit deinem Job? Das waren sicher alles nur die anderen! Wenn du Selbstverantwortung im Guten wie im Schlechten übernimmst, so verhinderst du die Opferrolle, in die du andernfalls hineingeraten wirst. Ich möchte dir hier also die Erkenntnis schenken, dass Selbstverantwortung wichtig für dein Selbstbewusstsein ist. Und hierzu möchte ich dich bitten, dass du eine Kette anfertigst. Es müssen keine Perlen sein. Es können auch Muscheln oder Eicheln sein. Es geht alles, was sich auffädeln lässt. Auf der Schnur sollen nämlich am Ende nur deine Erlebnisse sein, welche du zu verantworten hast. Du hast das Laufen im zarten Kleinkindalter gelernt. Das ist doch super! Also kommt die erste Perle, Muschel oder für was auch immer du dich entscheidest, auf die Schnur. Du hast den Kindergarten besucht, obwohl du am Anfang Angst vor der fremden Situation hattest! Wieder eine Perle, Muschel oder wofür du dich auch immer entscheidest, auf die Schnur. Und so gehst du dein ganzes Leben bis zum heutigen Tag durch. Du wirst erstaunt sein, wie oft du aktiv warst und für wie viele positive und auch negative Dinge du die Verantwortung trägst. Probiere es gleich aus!

Kleiner Tipp: Wenn du dich für Dinge zum Auffädeln aus der Natur entscheidest, dann verbinde sie doch mit einem schönen Spaziergang. Das tut der Seele gut.

Weil du es mir wert bist

Wie viel kosten eigentlich Birnen momentan? Wie viel kostet ein Laib Brot? Gehen wir einmal davon aus, dass ein Kilogramm Birnen 3 € kostet und ein Laib Brot vom Bäcker 4,50 €. Findest du diesen Preis gerechtfertigt? Eigentlich schon oder? Es landet ja immerhin in deinem Einkaufskorb. Oder die Schokolade, die Gute von Milka für 1,50 €! Die ist ihr Geld doch in jedem Fall wert.

Und was ist mit dir? Wie viel bist du dir wert?

In diesem Kapitel möchte ich dir deinen Wert aufzeigen, das ist mein Geschenk für dich. Ich möchte dir aufzeigen, warum nur du deinen Wert bestimmen kannst und niemand sonst!

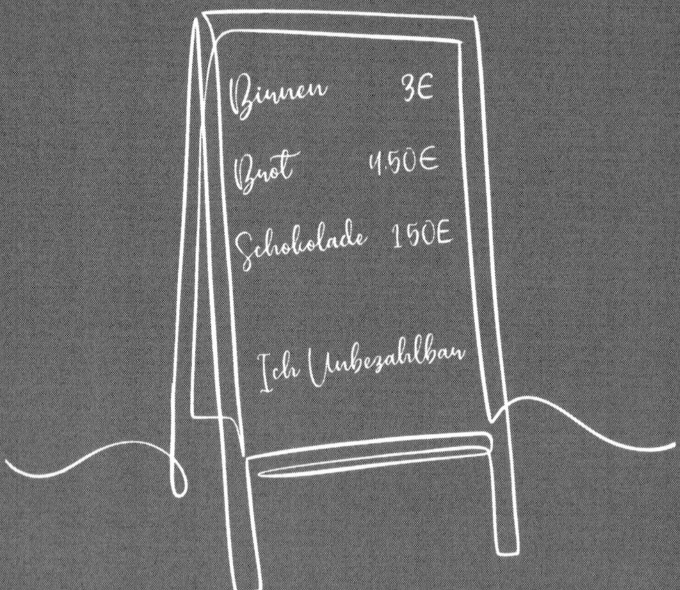

„Wenn man sich selbst zu einem niedrigen Preis verkauft, wird niemand anderes diesen Preis erhöhen.“

Wilson

Doch bevor wir deinen Selbstwert aufpolieren, möchte ich dir eine Geschichte erzählen, welche dich zum Nachdenken über deine Situation anregen soll.

Der zerknüllte Selbstwert

Eine junge Frau denkt über ihr Leben nach. Ist alles so in Ordnung, wie es ist? Könnte es vielleicht besser sein? Warum melden sich meine Freunde eigentlich nur, wenn sie was brauchen? Weshalb wurde ich eigentlich nicht befördert? Warum wurde meine Kollegin befördert? Hätte ich bei dem Chef vielleicht doch auf die Beförderung bestehen und meiner Kollegin nicht den Vortritt geben sollen? Sollte ich meinen Job kündigen und irgendwo ganz neu anfangen?

Fragen über Fragen, welche der jungen Frau im Kopf herumspuken. Doch alle Antworten kommen immer auf einem Nenner zusammen: Du bist es nicht wert! Du bist es nicht wert, dass Freunde sich bei dir melden. Du bist es nicht wert, befördert zu werden. Deine Kollegin hat viel bessere Qualitäten. Ein Neuanfang würde auch nichts bringen, denn du bist es nicht wert! Dein Wert wird sich nicht durch einen Tapetenwechsel ändern.

Und so sprach das Teufelchen mit gespaltener Zunge in das Ohr der jungen Frau. Das Teufelchen sprach so laut, dass die junge Frau das Engelchen auf der anderen Seite ihrer Schulter gar nicht wahrnahm. Ja, es war beinahe stumm im Vergleich zum Teufelchen. Das machte das Engelchen wirklich böse! Immer hatte das Teufelchen das Sagen und putzte die junge Frau ganz schön runter. Dabei gab es auch Zeiten, in denen das Engelchen mit glockenreiner Stimme der jungen Frau die tollsten Dinge ins Ohr flüsterte. Wie hatte das Teufelchen doch gegrollt und aufgestampft, erhielt es doch kein Gehör.

Doch seit der Trennung von ihrem Verlobten war auf einmal alles anders. Das Teufelchen hatte die junge Frau dort gepackt, wo es weh tat, nämlich am Selbstwert! Da konnte das Engelchen noch so viel dagegenhalten – es half nichts! Und dabei hatte die junge Frau noch nicht einmal Schuld an dem Schlamassel gehabt! Es war doch ihr Verlobter, der mit einer anderen Frau gegangen war. Seitdem jedenfalls ging es stetig bergab mit ihr. Selbst im Schlaf ließ das Teufelchen die junge Frau nicht in Ruhe. Es quälte sie mit Albträumen. Ein jeder kann sich denken, was zu wenig Schlaf dann zusätzlich ausrichtet: Nichts Gutes!

Eines Tages trieb es das Teufelchen wieder besonders heftig mit der jungen Frau. Böse Sachen hauchte es ihr ein. Da wusste sich das Engelchen nicht mehr ein noch aus. Nun ist es aber so, dass das Engelchen nicht hilflos war. Dort, wo es herkam, gab es einen Rat. Dieser Rat hieß der Rat der Weisen. Dort konnten alle Engelchen das Leid vortragen und bekamen stets gute Ratschläge. Und so machte sich das Engelchen auf den Weg zum Rat der Weisen. Dort angekommen blickte es ehrfürchtig in die Gesichter der alten Meister. Es berichtete von dem Unglück, welches der jungen Frau wiederfahren war und erzählte auch davon, dass das Teufelchen ihr furchtbare Sachen einhauchte. Als das Engelchen sein Anliegen vorgetragen hatte, da zog sich der Rat der Weisen zurück. Sie mussten sich beraten, denn es war eine gar sehr verzwickte Situation. Nach einer schier gefühlten Ewigkeit kam der Rat der Weisen zu dem Engelchen zurück und sie sprachen: „Kleines Engelchen. In der kommenden Nacht werden wir der jungen Frau helfen. Wir sehen, dass das Teufelchen viel zu stark geworden ist und die junge Frau deine Stimme deshalb nicht mehr hören kann. Nur wir können ihr jetzt noch helfen. Du sollst aber nicht untätig sein. Halte sie aufrecht und gebe dein Bestes, um die Schikanen des Teufelchens abzuflauen. Heute Nacht werden wir den Rest übernehmen!"

Und noch ehe das letzte Wort in der Halle des Rates der Weisen verklungen war, waren diese verschwunden und das Engelchen saß wieder auf der Schulter der jungen Frau. Der Teufel leistete ganze Arbeit und amüsierte sich prächtig. Mal flüsterte er ihr ein, dass sie zu dick sei, dann war sie zu dumm, dann war sie hässlich und manchmal auch alles zusammen. Das Engelchen hatte es schwer, die schwersten Gemeinheiten des Teufelchens abzuflauen.

Doch endlich wurde es Abend und die junge Frau machte sich fertig für ihr Bett. Das Engelchen atmete durch. Gleich würde der Rat der Weisen alles wieder in Ordnung bringen. Das Teufelchen jedoch lachte herzhaft, als die junge Frau sich neben das Bett setzte und unsanft hinfiel: „Haha! Selbst zum ins Bettgehen bist du zu dumm!"

Doch dann schlief die junge Frau ein. Sie schlief unruhig, denn das Teufelchen versorgte sie mit jeder Menge Albträume. Doch plötzlich nahm das Engelchen von draußen einen hellen Lichtschimmer wahr. Er wurde heller und heller. Einer der Weisen war gekommen, um die junge Frau mitzunehmen. Das Teufelchen tobte, doch seine Worte konnten der jungen Frau nun nichts mehr anhaben.

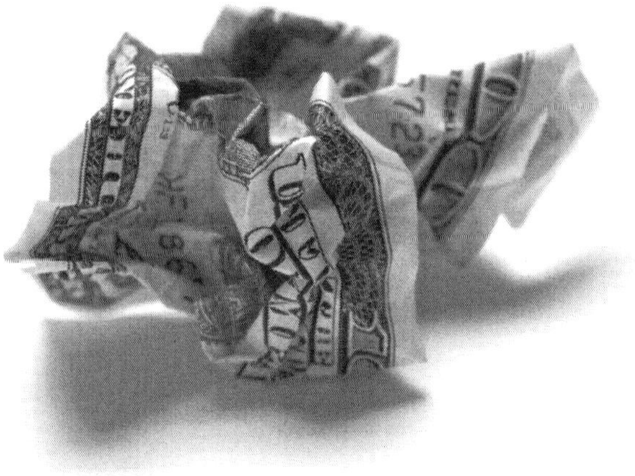

Als die junge Frau erwachte, fand sie sich zwischen all den Weisen wieder. „Schön, dass du wach bist!", sagte eine sanfte Stimme. Doch die junge Frau fühlte keine Angst, sondern nur glückliche Zufriedenheit. „Komm, hier entlang. Die Sitzung geht gleich los und wir sollten sie nicht verpassen!", sagte die sanfte Stimme und die junge Frau folgte ihr gehorsam. Sie kam in eine große Halle, welche voll von hellem, warmem Licht durchflutet wurde. Dort waren viele Wesen, sie sahen aus wie Engel. Ehrfürchtig trat die Frau in die Mitte. Dann stand ein Wesen auf und hielt einen Geldschein in der Hand hoch, sodass alle anderen Weisen ihn sehen konnten. Dann sprach der Weise: „Mein liebes Mädchen, möchtest du diesen Geldschein haben?" Die junge Frau war erschrocken, weil sie direkt angesprochen wurde. Schüchtern nickte sie. Der Weise nahm den Geldschein und knüllte ihn so kräftig zusammen, dass er an einigen Stellen riss. Als er fertig war sprach er zu der jungen Frau: „Mein liebes Mädchen, möchtest du diesen Geldschein immer noch haben?" Dieses Mal nickte das Mädchen weniger schüchtern. Dann nahm der Weise den Geldschein erneut. Er zog den Fetzen durch Schlamm und Dreck und hielt ihn wieder hoch, damit alle ihn sehen konnten. Dann sprach er erneut: „Mein liebes Mädchen, würdest du diesen Geldschein noch immer haben wollen?" Die junge Frau nickte zum dritten Mal. Der Weise ging auf die junge Frau zu und fragte: „Warum möchtest du diesen Geldschein haben? Er ist lumpig, dreckig und unansehnlich!" Doch die junge Frau entgegnete ihm: „Ob rein, zerknüllt oder schmutzig. Der Geldschein ist immer noch sein Geld wert! Daher ist mir sein Zustand nicht wichtig!"

Ein Schweigen trat ein. Dann sagte der Weise: „Du hast dir damit selbst die Antwort auf deine Ängste, Sorgen und Nöte gegeben. Egal, in welchem Zustand der Geldschein ist, wo er sich befindet oder was mit ihm geschieht, er ist immer noch seine Summe wert. Und genau so ist es bei dir. Die Umstände haben dich durch den Dreck gezogen, dich zerknittert und angegriffen. Trotzdem bist du immer noch dasselbe Wert, wie es vor dieser turbulenten Zeit der Fall war. Nicht dein Wert hat sich geändert. Nur der Zustand änderte sich von außen. Doch auch wenn die Zeiten nun düster erscheinen, so kommen auch wieder bessere Zeiten. Diesen Geldschein möchten wir dir mit auf deinen Weg geben. Wann immer du ihn brauchst, wird er dir zeigen, dass du es wert bist!" Der Weise legte der jungen Frau den Geldschein in die Hand und küsste sie auf die Stirn.

Am nächsten Morgen erwachte die junge Frau mit den ersten Sonnenstrahlen. Seit langem hatte sie schon nicht mehr so gut geschlafen. Sie war richtig ausgeruht und erholt. Doch dann erschrak sie. In ihrer Hand knisterte etwas. Sie setzte sich auf und blickte in ihre Hand. Fest in einer Faust hielt sie einen runzeligen, dreckigen und zerknitterten Geldschein. Also war es doch kein Traum? Seit diesem Tag führte die junge Frau den Geldschein mit sich. Sie gab ihn niemals aus und hegte und pflegte ihn. Wann immer Selbstzweifel in ihr aufkamen, blickte sie den Geldschein an und erkannte, dass auch in ihr der Wert verborgen lag, den sie nun brauchte. Sie musste nur ihr Selbstwertgefühl aufpolieren!

Ein Geschenk an dich

Ein Geldschein ist ein Geldschein und wird immer seinen Wert haben. Es ist ein Wert, der unveränderlich ist. 50 € werden schließlich immer 50 € bleiben!

Wie sieht es mit deinem Selbstwert aus? Würdest du sagen, dass es darum ganz gut bestellt ist oder denkst du eher, dass du zu einem geringen Selbstwert tendierst? Wenn du die Frage mit Zweiterem beantwortet hast, dann bist du damit nicht alleine! Viele Menschen haben ein geringes Selbstwertgefühl. Denn der Selbstwert zeigt an, was du über dich denkst.

Ich gehe einmal davon aus, dass deine Gedanken über dich nicht besonders positiv sind!

Vielleicht ist aber auch genau das umgekehrte Problem der Fall, dein Selbstwert ist zu hoch. Auch das gibt es! Die Folgen sind regelmäßige Übertreibungen und Überschätzungen. Der Fall ist dann meist tief! Es muss in beiden Fällen ein gesunder Mittelweg her. Du sollst dein Selbstwertgefühl weder komplett einreißen, noch es maßlos in die Höhe treiben.

Was hältst du davon, wenn wir erst einmal eine Bestandsaufnahme machen, ehe ich dir mein Geschenk überreiche? Ich habe dir nämlich 30 Fragen mitgebracht, welche du mit trifft nicht zu, trifft etwas zu und trifft zu beantworten sollst. Jede Antwort besitzt eine gewisse Punktzahl. Am Ende des Selbsttests zählst du all deine Punkte zusammen und liest das Ergebnis unter dem Test ab.

Ganz häufig erwische ich mich dabei, wie ich mich mit anderen Menschen vergleiche.

Trifft gar nicht zu	Trifft etwas zu	Trifft zu
1.	2.	3.

Mir ist aufgefallen, dass ich leicht von anderen Menschen zu verletzen bin.

Trifft gar nicht zu	Trifft etwas zu	Trifft zu
1.	2.	3.

Damit ich mich gut fühle, brauche ich die Anerkennung meiner Mitmenschen.

Trifft gar nicht zu	Trifft etwas zu	Trifft zu
1.	2.	3.

Wenn jemand Kritik anbringt, fühle ich mich oft sofort angegriffen.

Trifft gar nicht zu	Trifft etwas zu	Trifft zu
1.	2.	3.

Bevor ich eine Pleite hinnehmen muss, lasse ich es lieber ganz sein!

Trifft gar nicht zu	Trifft etwas zu	Trifft zu
1.	2.	3.

Wenn ich etwas mache, dann gebe ich immer 101 %

Trifft gar nicht zu	Trifft etwas zu	Trifft zu
1.	2.	3.

Ich mache viele Dinge davon abhängig, was andere von mir denken.

Trifft gar nicht zu	Trifft etwas zu	Trifft zu
1.	2.	3.

Bisher konnte ich noch nicht über meinen Schatten springen und anderen Menschen mein wahres ich zeigen.

Trifft gar nicht zu	Trifft etwas zu	Trifft zu
1.	2.	3.

Mir ist aufgefallen, dass ich es anderen Menschen immer recht machen möchte. Auch dann, wenn es mir eigentlich widerstrebt.

Trifft gar nicht zu	Trifft etwas zu	Trifft zu
1.	2.	3.

Nein sagen gehört nicht zu meinen Stärken.

Trifft gar nicht zu	Trifft etwas zu	Trifft zu
1.	2.	3.

Wenn jemand anderes Erfolg hat, dann bin ich schon auch neidisch auf die Person.

Trifft gar nicht zu	Trifft etwas zu	Trifft zu
1.	2.	3.

Oft habe ich das Gefühl, nicht geliebt zu werden.

Trifft gar nicht zu	Trifft etwas zu	Trifft zu
1.	2.	3.

Um ein besseres Gefühl zu bekommen, muss ich mir und anderen oftmals etwas beweisen.

Trifft gar nicht zu	Trifft etwas zu	Trifft zu
1.	2.	3.

Wenn ich einen Fehler mache, dann denke ich lange darüber nach und mache mir Vorwürfe.

Trifft gar nicht zu	Trifft etwas zu	Trifft zu
1.	2.	3.

Mir fällt es oft schwer, Lob, Komplimente und Anerkennung anzunehmen.

Trifft gar nicht zu	Trifft etwas zu	Trifft zu
1.	2.	3.

Das Gefühl versagt zu haben begleitet mich stetig.		
Trifft gar nicht zu	Trifft etwas zu	Trifft zu
1.	2.	3.

Oftmals fühle ich mich traurig und niedergeschlagen.		
Trifft gar nicht zu	Trifft etwas zu	Trifft zu
1.	2.	3.

Ich mache mir häufig und viel einen Kopf darum, wie ich auf andere wirke.		
Trifft gar nicht zu	Trifft etwas zu	Trifft zu
1.	2.	3.

Ich fühle mich oft schwach und den anderen Menschen unterlegen.		
Trifft gar nicht zu	Trifft etwas zu	Trifft zu
1.	2.	3.

Manchmal habe ich das Gefühl, dass ich es verdient habe, dass es mir schlecht geht.		
Trifft gar nicht zu	Trifft etwas zu	Trifft zu
1.	2.	3.

Schuld oder Fehler einzugestehen fällt mir richtig schwer!		
Trifft gar nicht zu	Trifft etwas zu	Trifft zu
1.	2.	3.

Wenn andere von mir reden, dann denke ich oft, dass sie nichts Gutes über mich zu sagen haben.		
Trifft gar nicht zu	Trifft etwas zu	Trifft zu
1.	2.	3.

Mein Spiegelbild sehe ich mir nicht gerne an		
Trifft gar nicht zu	Trifft etwas zu	Trifft zu
1.	2.	3.

Fehler, Schwächen und Unzulänglichkeiten verberge ich vor anderen Menschen so gut es geht.		
Trifft gar nicht zu	Trifft etwas zu	Trifft zu
1.	2.	3.

Im Vergleich mit anderen schneide ich immer deutlich schlechter ab.		
Trifft gar nicht zu	Trifft etwas zu	Trifft zu
1.	2.	3.

So oft ärgere ich mich über mich selbst.		
Trifft gar nicht zu	Trifft etwas zu	Trifft zu
1.	2.	3.

Ich vertraue nicht in meine Fähigkeiten. Die lassen mich sowieso im Stich.		
Trifft gar nicht zu	Trifft etwas zu	Trifft zu
1.	2.	3.

Mein äußeres Erscheinungsbildung ist mir heilig! Schließlich steht und fällt damit alles.		
Trifft gar nicht zu	Trifft etwas zu	Trifft zu
1.	2.	3.

Ich habe alles richtig zu machen, damit ich nicht in die doofe Situation komme, Fehler eingestehen zu müssen.		
Trifft gar nicht zu	Trifft etwas zu	Trifft zu
1.	2.	3.

Ich kritisiere mich ganz oft, teilweise auch unterhalb der Gürtellinie.		
Trifft gar nicht zu	Trifft etwas zu	Trifft zu
1.	2.	3.

Du hast 70 bis 90 Punkte? Dann ist dein Selbstgefühl zu hoch. Du hast unter 40 Punkte? Dann ist dein Selbstwertgefühl zu niedrig. Das ist aber gar nicht das, worauf ich hinauswollte. Mein Geschenk für dich an dieser Stelle ist nämlich die Erkenntnis, dass du an jenen Themen arbeiten kannst, welche du mit Trifft zu beantwortet hast. Nehmen wir hierzu die Frage: Mein Spiegelbild sehe ich mir nicht gerne an. Du sollst nun nicht auf deinen vermeintlichen Unzulänglichkeiten herumreiten. Vielmehr sollst du die positiven Aspekte hervorheben. Du magst deine Augenfarbe? Wenn du das nächste Mal in den Spiegel schaust, dann richte deinen Blick sofort auf deine Augenfarbe. Du magst deinen Mund? Dann richte deine Aufmerksamkeit auf diesen. Zähle nicht die von dir als negativ beschriebenen Regionen auf, sondern jene Regionen, die dir gefallen.

Wenn andere über dich reden, dann macht dich das unruhig und du bekommst ein ungutes Gefühl? Wer aber sagt denn, dass sie etwas Negatives über dich zu sagen haben? Vielleicht gefällt ihnen deine Frisur, deine letzte Präsentation oder vielleicht fanden sie eine Aussage von dir stark. Versuche all die Antworten mit ‚Trifft zu' ins Positive zu wandeln und schreibe dir diese nieder. Das sollen von heute ab an deine neuen Glaubenssätze sein, welche dich durch dein Leben tragen. Bleibe bei dir, denn du bist mehr wert, wie du im Augenblick denken magst! Du bist einzigartig und du bist gut, so wie du bist. Besonders wegen deinen Talenten, Eigenschaften und eben auch wegen deinen Ecken und Kanten. Diese gehören zu dir und sind keine Schwäche, sondern sie zeichnen dich aus!

„Der Weise fragt nicht, ob man ihn auch ehrt. Nur er allein bestimmt sich seinen Wert.“

Johann Gottfried Seume

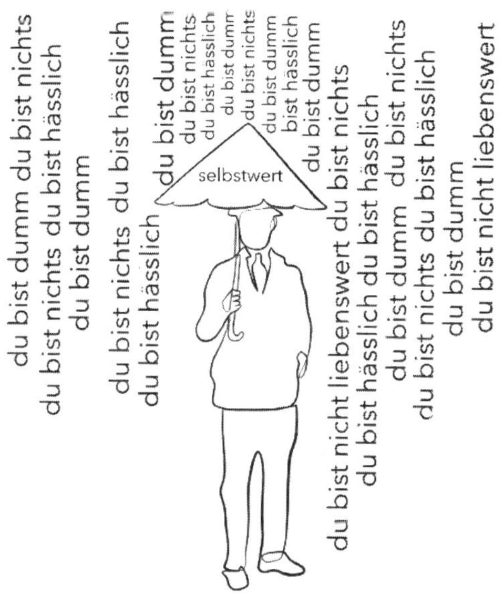

Und wenn wir schon einmal bei Glaubenssätzen sind, dann möchte ich dir noch eine Kleinigkeit mit auf den Weg geben. Hierbei handelt es sich um eine To-Do-Liste, welche du im Laufe der Zeit abarbeiten kannst. Das Ziel ist es, dass sie deinen Selbstwert steigert.

1. Ich mag mich. Sage dir mindestens 5 mal am Tag, dass du dich magst.
2. Schwächen, Ecken und Kanten. Schreibe alle Schwächen, Ecken und Kanten auf, welche du hast. Überlege dir dann, wie du sie mithilfe deiner Stärken ausgleichen kannst.

3. Liebesbriefe. Schreibe dir in regelmäßigen Abständen selbst Liebesbriefe und bekunde deine Liebe zu dir selbst. Schreibe Gedichte, male Bilder und tu all das, was du in einem Liebesbrief gerne selbst lesen oder sehen würdest.

4. Positive Seiten. Jeder Mensch hat eine positive und eine negative Seite. Im ersten Augenblick scheint es so, als würden unsympathische Menschen keine positive Seite besitzen. Oder umgekehrt: Idole sind oftmals fehlerfrei. Doch beides entspricht nicht den Tatsachen. Setze dich in einer ruhigen Minute hin und überlege dir positive Züge bei Menschen, welche dir unsympathisch sind. Wenn du damit fertig bist, dann denke über Schwächen nach, welche deine Idole haben. Am Ende wirst du feststellen, dass wir alle nur Menschen sind!

5. Lobe dich. Du hast einen Fortschritt, ein Etappenziel oder sogar ein von dir gesetztes Ziel erreicht? Das ist ein Grund, dich auch für das zu loben! Nehme es nicht als selbstverständlich hin, sondern lobe dich dafür!

6. + Buch. Ein + Buch ist ein Buch, indem alle von dir positiv erlebten Situationen niedergeschrieben werden sollen. Lege dir so ein Buch an und befülle es. Es müssen keine riesigen Erfolge sein. Beachte auch die kleinen Dinge im Leben. Jeden Tag sollten aber mindestens 5 Pluspunkte darin von dir festgehalten werden.

7. Ich fühl mich gut. Du hast das Recht nicht gepachtet, dass es dir schlecht geht! Ganz im Gegenteil. Du hast das Recht, dass es dir gut geht! Also mache Gebrauch von diesem Recht. Aussagen, wie „Ich habe ein Recht darauf, dass es mir gut geht!“, sollen nun zu deinem Wortschatz gehören.

8. Umwandlung. Ich kann das nicht, ich schaffe das nicht, ich will das nicht ... negative Aussagen werden dich negativ dastehen lassen. Je eher du damit beginnst diese Worte umzuwandeln in „Ich kann das!“, „Ich schaffe das!“ und „Ich will das!“ umso eher kann dein Selbstwertgefühl wachsen.

Ich schenke dir Selbstvertrauen

Selbstvertrauen hat man oder hat man nicht? Falsch gedacht! Selbstvertrauen steckt in jedem von uns – auch in dir! Dabei ist das Selbstvertrauen eine kleine Flamme, die gerne zum Erlöschen gebracht wird. Das passiert oft dann, wenn andere Menschen Zweifel an deinen Vorhaben äußern oder sogar versuchen, dir deine Vorhaben abspenstig zu machen.

Sind nun die anderen Menschen an deinem mangelnden Selbstvertrauen schuld? Nein, denn nur du bist für die Flamme verantwortlich. Es ist deine Aufgabe darauf zu achten, dass das Selbstvertrauen nicht droht zu erlöschen.

„Vertraue nur dir selbst, wenn andere an dir zweifeln, aber nimm ihnen ihre Zweifel nicht übel."

Joseph Rudyard Kipling

Nun möchte ich dir in diesem Kapitel Selbstvertrauen schenken. Ich möchte dir damit die Sorge vor der Zukunft, das Akzeptieren von Fehlern und Misserfolgen, die negativen Bilder der Zukunft, die Gedanken an künftige Fiaskos und vielleicht sogar die körperlichen Signale eines mangelnden Selbstvertrauens nehmen. Dafür möchte ich dir das Vertrauen in dich und deine Fähigkeiten schenken.

Doch bevor du mein Geschenk in Empfang nehmen darfst, habe ich auch an dieser Stelle wieder eine Geschichte für dich. Ich wünsche dir viele Erkenntnisse, welche du aus der Geschichte für dich mitnehmen kannst.

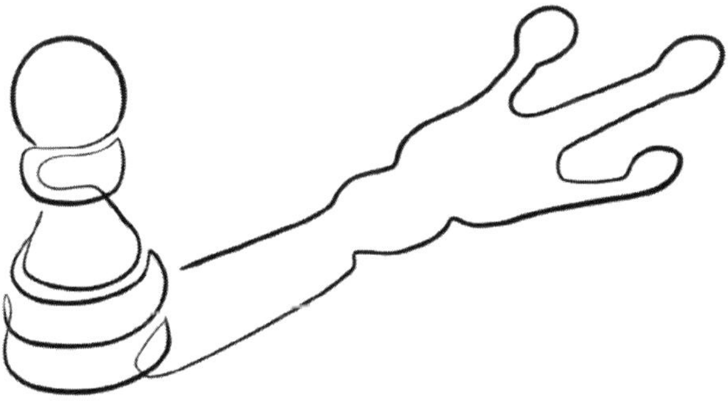

Das Fähnchen

Einst war es in einem fernen Königreich, dass die Hand einer Prinzessin vergeben werden sollte. Doch egal wie sehr sich die Prinzen auch rühmten und prahlten, niemand eroberte das Herz der Prinzessin. Der eine war zu groß. „Ein Riese!“, spottete die Prinzessin, „Du willst mich doch bloß überstrahlen!“ Der nächste zu klein „Ein Winzling!“, spottete die Prinzessin, „Ich könnte meinen goldenen Krug auf deinen Kopf abstellen!“. Ein anderer war zu dick. „Ein Rollmops!“, spottete die Prinzessin, „Dir passt ja nicht einmal ein schönes Gewand!“ Während wieder ein anderer Prinz zu dünn war. „Ein Hungerhaken!“, spottete die Prinzessin, „Wie willst du mich denn je beschützen können?“

Und so tat sie an jedem Prinzen ein Manko feststellen. Der König war erzürnt, wollte er sein Königreich doch in sicheren Händen wissen. Doch seine Tochter ließ nicht mit sich sprechen. Und so geschah es, dass der König sich nicht zu helfen wusste. Er schrieb ein großes Wettrennen aus. Der Sieger des Wettrennens würde die Hand seiner Tochter erhalten. Damit war die Prinzessin einverstanden. Schließlich konnte nur der stärkste, mächtigste, klügste und schönste Prinz bei diesem Wettrennen gewinnen.

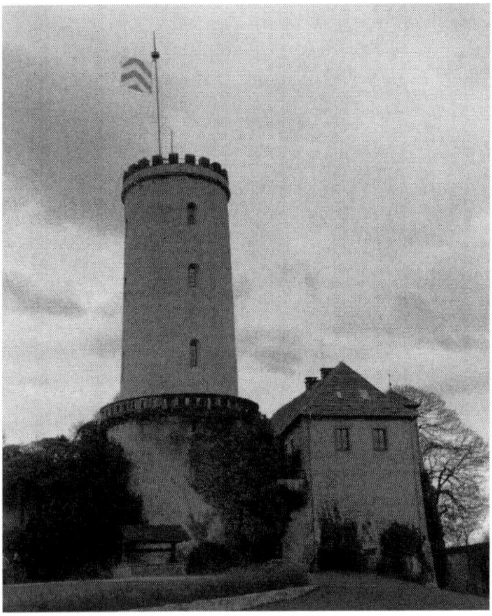

Nun sprach sich das Vorhaben des Königs schnell herum. Im ganzen Land und über die Grenzen hinaus wollte ein jeder Prinz sein Glück versuchen. Ein Wettrennen zu gewinnen war doch ein Klacks! Viele sahen sich schon vor dem Traualtar mit der holden Prinzessin. Doch hatten sie ihre Gedanken ganz ohne die List der Prinzessin zu Ende gedacht. Denn leicht würde dieses Wettrennen nicht werden! Denn während der Strecke hatte sich die Prinzessin besonders große Gemeinheiten einfallen lassen. So versteckte sie Drachen im Wald, heuerte böse Räuber an, welche die Teilnehmer überfallen und aus dem Rennen werfen sollten. Sie ließ Steine in den Weg räumen und wies die königliche Garde an, Fallgruben auszuheben, in welche die Prinzen stolpern sollten. Kurzum, das Rennen war kaum zu gewinnen. Und sollte widererwarten doch ein Prinz durch die ganzen Hindernisse kommen, so müsste er immer noch an das Fähnchen gelangen, welches die Prinzessin auf einem hohen Turm befestigen ließ. Doch als das Fähnchen oben befestigt wurde, ließ die Prinzessin die Tür zumauern. „Treppenlaufen kann jeder!", waren ihre Worte. Alle königlichen Bediensteten hatten schweres Mitleid mit den Teilnehmern. Und alsbald sprachen sich diese schweren Hindernisse herum, welche die Königstochter platziert hatte. Einige Prinzen zogen daher ihre Teilnahme zurück, war ihnen ihr Leben doch wichtiger als die Hand der Prinzessin. Doch es gab auch jene Adeligen, welche ihr Glück herausfordern wollten. Und so kam der Tag näher, an dem das Wettrennen stattfinden sollte. Der Palast wurde reichlich geschmückt und das ganze Volk war in Feierlaune. Die ersten Prinzen trafen ein und unter ihnen war auch ein junger Mann, der gar nicht adelig erschien. Er hatte Lumpen an, die Hose war mehrfach geflickt. Doch ging er erhobenen Hauptes zum König, um seine Teilnahme abzugeben. Die Tuscheleien, welche den jungen Mann begleiteten, schien dieser gar nicht wahrzunehmen.

Ein paar Stunden später sollte der Startschuss endlich fallen. Alle Teilnehmer fanden sich an der Ziellinie ein. In der Ferne sahen sie das Fähnchen auf dem Turme wehen. Gerade einmal 10 junge Männer wollten es mit dem Wettlauf um die Hand der Prinzessin aufnehmen. Das Volk am Rande der Streckte stöhnte, hielt sich die Augen zu und schrie entsetzt: „Das werden sie niemals schaffen. Schaut doch! Da wartet der Drache!"

Und als die heiratswilligen Männer losstürmten, fing der Drache 2 von ihnen ab. Der junge Mann in Lumpen jedoch wartete, bis der Drache von den anderen Teilnehmern abgelenkt wurde. Dann huschte er flink an dem Drachen vorbei. Er lief weiter. Das Volk am Rande der Streckte stöhnte erneut, hielt sich die Augen zu und schrie entsetzt: „Das werden sie niemals schaffen. Schaut doch! Da warten die Mauern, welche die Prinzessin errichten ließ!"

Und tatsächlich taten sich einige Teilnehmer wirklich schwer damit, über die Mauer zu kommen. Auch der junge Mann in Lumpen versuchte es immer und immer wieder. Nach vielen versuchen schaffe er es über die Mauer. Er setzte seinen Weg fort. Das Volk am Rande der Streckte stöhnte nochmals, hielt sich die Augen zu und schrie entsetzt: „Das werden sie niemals schaffen. Schaut doch! Die Fallgruben werden ihren Wegezoll einfordern!"

Und tatsächlich fielen alle Teilnehmer in eine versteckte Grube. Ein Teilnehmer fiel so schwer, dass sein Bein brach. Und auch der junge Mann in Lumpen war erschrocken, als er auf einmal in eine Grube fiel. Doch mühsam hangelte er sich wieder hoch. Nun waren mit ihm nur noch drei Teilnehmer im Rennen. Die Strecke führte auf eine offene Wiese. Das Volk am Rande der Streckte stöhnte nochmals, hielt sich die Augen zu und schrie entsetzt: „Das werden sie niemals schaffen. Schaut doch! Da warten die gefährlichen Räuber! Ihr letztes Stündlein hat geschlagen!"

Unsicher gingen zwei der drei Teilnehmer weiter. Nur der Mann in Lumpen schien nichts mitbekommen zu haben. Er ging frei seines Weges und dann schossen die Räuber aus dem Gebüsch und schnappten sich die beiden Prinzen. Sie wurden in den Wald verschleppt, wo sie erst nach der Feierlichkeit wieder frei gelassen werden sollten. Und so war der lumpige junge Mann alleine. Er ging direkt auf den Turm zu. Das Volk am Fuße des Turmes stöhnte, hielt sich die Augen zu und schrie entsetzt: „Das wird er niemals schaffen. Schaut doch! Der Turm ist so hoch und einen Eingang gibt es nicht! Er wird sich das Genick brechen, der arme Junge!"

Unbeirrt begann der junge Mann an dem Turm empor zu klettern. Es war mühsam und er kam schnell ins Schwitzen. Einmal glitten seine Hände ab und beinahe wäre er abgestürzt. Doch im letzten Moment fand er wieder halt.

Die Prinzessin, welche sich das Spektakel nicht entgehen lassen wollte, blickte ebenfalls den Turm empor. Neugierig war sie auf den Jüngling, welcher all ihre Hindernisse nahezu unbeschadet überwunden hatte. Doch noch war er nicht am Ziel. Noch hielt er nicht die Fahne in der Hand. Doch der junge Mann bekam von dem Stöhnen der Menge unter ihm nichts mit. Die Sonne war schon fast untergegangen, da hievte er sich mit letzter Kraftanstrengung nach oben. Er stand auf, ging zu dem Fähnchen und schwang es in der goldenen Abendsonne. Das Volk tobte und johlte,

Die Prinzessin, welche sich das Spektakel nicht entgehen lassen wollte, blickte ebenfalls den Turm empor. Neugierig war sie auf den Jüngling, welcher all ihre Hindernisse nahezu unbeschadet überwunden hatte. Doch noch war er nicht am Ziel. Noch hielt er nicht die Fahne in der Hand. Doch der junge Mann bekam von dem Stöhnen der Menge unter ihm nichts mit. Die Sonne war schon fast untergegangen, da hievte er sich mit letzter Kraftanstrengung nach oben. Er stand auf, ging zu dem Fähnchen und schwang es in der goldenen Abendsonne. Das Volk tobte und johlte, hatte doch tatsächlich einer das Wettrennen gewonnen. Man ließ eine große Leiter herbringen, sodass der Jüngling vom Turm hinabsteigen konnte. Und so konnte die Prinzessin erstmals den Jüngling genau in Augenschein nehmen. Sie fragte ihn: „Mein lieber Gemahl, wie hast du all meine Hindernisse überwunden?“ Doch der Jüngling schien die Prinzessin nicht zu hören. Er war taub.

Und diese Taubheit war das Glück des jungen Mannes. So hatte er nicht gehört, wie das Volke die Teilnehmer vorwarnte, wie es stöhnte und wie es immer wieder schrie, dass kein Teilnehmer es schaffen würde. Doch die Prinzessin hielt ihr Wort und nahm den Tauben zum Mann. Obwohl die Prinzessin ihm anbot, ihn zu den besten Ärzten des Landes zu bringen, lehnte der junge Prinz ab. Er wolle nicht hören, dass andere nicht an ihn glauben würden. Er glaube an sich und das sei ihm genug.

Alsbald wurde in dem Land eine schillernde Hochzeit gefeiert. Das Fähnchen, welches der neue König einst vom Turme holte, wurde zur neuen Flagge des Königreichs ernannt.

Wie du dein Selbstvertrauen stärkst

Wünschst du dir nicht auch insgeheim, dass du so sein kannst wie jene Menschen, welche ein ausgeprägtes Selbstvertrauen genießen? Wäre es nicht schön, wenn dich die Zweifel der anderen einfach kalt lassen würden und du einfach deinen Weg gehst? Und wie wäre es wohl, wenn du deine Ziele trotz aller Widrigkeiten erreichen könntest?

Auch du kannst so ein Mensch werden! Und ein Geheimnis ist das nicht. Laut der Expertin für Stressbewältigung, Julia Cremasco, bedeutet Selbstvertrauen nämlich:

„Selbstvertrauen ist zweierlei: Es ist ein Gefühl der Sicherheit und es eine Handlung des Vertrauens“

Julia Cremasco

Was bedeutet das nun für dich? Du solltest nun an der Sicherheit arbeiten, welche nur du dir geben kannst. Außerdem solltest du dir selbst vertrauen können. Wie kann dir das gelingen? Es klappt, wenn du dir mein erstes Geschenk zu Herzen nimmst. Es ist eine To-Do-Liste für dein Vertrauen in dich selbst.

1. Mache nur noch Gebrauch von Gedanken, welche dich weiterbringen. Die destruktiven Gedanken lehnst du ab. Das kann dir gelingen, indem du bewusst Stopp zu allen negativen Gedanken sagst. Wandle diese Gedanken um in positive Gedanken. Zum Beispiel so: Ich schaffe das doch sowieso nicht – wird zu – ich werde es auf jeden Fall schaffen.
2. Lerne deine Bedürfnisse und Werte kennen, welche in dir liegen. Wenn du deine Bedürfnisse und Werte kennengelernt hast, dann kannst du anhand dieser Erkenntnis deine Ziele setzen.
3. Werde aktiv und gestalte deine Zukunft. Die Vergangenheit lässt sich nicht mehr ändern. Passiert ist eben passiert. Doch alles was in der Zukunft liegt, liegt in deiner Hand. Andere werden deine Ziele nicht erreichen. Das kannst nur du schaffen!
4. Manche Dinge werden dir leichtfallen, andere wiederum musst du erlernen und üben. Doch das sollte dich nicht daran hindern, deine Ziele zu erreichen! Was bringt dich weiter? Welche Fähigkeiten und Fertigkeiten brauchst du? Welche Fähigkeiten und Fertigkeiten trägst du bereits in dir und welche musst du noch erlenen?
5. Halte immer wieder inne und reflektiere. Überprüfe dann und wann, ob du noch auf dem Kurs bist.
6. Genieße das Gefühl, wenn du dein Ziel erreicht hast und genieße besonders das Gefühl, dass du es aus eigener Kraft geschafft hast, denn das ist das Selbstvertrauen.

Damit du dein Selbstvertrauen ausbauen kannst, musst du natürlich aktiv werden und handeln. Nur durch aktives Handeln kann dein Selbstvertrauen wachsen. Es braucht also Situationen, denen du dich stellen und dessen Hürden du meistern musst. Doch fange hierbei klein an. Es macht überhaupt keinen Sinn, wenn du das Pferd nun von hinten aufzäumst und anschließend feststellst, dass es einfach noch eine Nummer zu groß war. Denn du brauchst Erfolge. Und mit diesen Erfolgen wird dein Selbstbewusstsein, aber auch dein Selbstvertrauen wachsen und gedeihen. Und genau das möchte ich dir nun schenken: Kleine Augenblicke des Erfolgs.

Der Held

Ich möchte dir einen Helden schenken. Doch nicht irgendeinen Helden, sondern du sollst dieser Held werden. Sicher hast du schon einmal von Yoga etwas gehört. Vielleicht hast du es bereits schon einmal ausprobiert. Dann weißt du, dass es viele verschiedene Übungen gibt. Yoga wirkt sich nicht nur positiv auf deinen Körper aus, sondern ebenfalls wirkt sich Yoga positiv auf deinen Geist aus. Aber warum schenke ich dir nun eine Yoga-Übung? Nun, Yoga hat viel Vorteile, von denen du und dein Selbstvertrauen profitieren können. Darunter zählen:

- Stärkung und Dehnung der Muskulatur
- Der Abbau von Stress
- Die Stärkung des Selbstbewusstseins
- Eine positive Einstellung zum Leben
- Der Schlaf kann sich verbessern
- Gestärktes Nervensystem
- Sanfte Regulierung der Hormone
- Stärkung des Herzens und des Kreislaufs
- Anregung der Verdauung
- Erhöhung der Konzentration und Leistungsfähigkeit

Es gibt eine besondere Übung, welche wie für den Aufbau des Selbstvertrauens gemacht ist: Der Held oder auch der Krieger in anderen Traditionen genannt. Und genau diese Übung möchte ich dir nun beschreiben, damit du sie nachmachen kannst.

Worauf wirkt sich die Übung aus? Die Übung wirkt sich positiv auf deinen Körper, deine Energie und deinen Geist aus:

Körperlich	Energetisch	Geistlich
Diese Übung hilft dir dabei, dass du mehr Kraft und Durchhaltevermögen entwickeln kannst. Außerdem stärkt diese Übung deine Muskeln, insbesondere den Quadrizeps (Beinstreckermuskel) und den Gluteus (Gesäßmuskel)	Energetisch hilft dir die Übung dabei, dass du gestärkt wirst. Die harmonischen Energien sollen fließen und du wirst außerdem geerdet.	Geistig wirkt sich diese Übung natürlich auch aus. Hier erhältst du geistige Kraft und Stabilität. Außerdem fördert und fordert diese Übung deinen Mut und dein Heldentum.

Bevor du mit der Übung beginnst

Bevor du mit der Durchführung dieser Übung beginnst, solltest du dir bequeme Kleidung anziehen. Dies kann eine Sporthose und ein T-Shirt oder eine Leggings und ein Top sein. Du solltest dich darin wohlfühlen und trotzdem sollte die Kleidung bequem sein und die ausgeführten Bewegungsabläufe mitgehen, ohne, dass du dich eingeengt oder behindert durch die Kleidung fühlst. Du kannst diese Übung gerne barfüßig machen. Wenn dir das unangenehm ist, dann kannst du auch Socken oder Schuhe anziehen. Achte dabei aber darauf, dass du nicht wegrutscht und einen stabilen Stand hast.

Als Unterlage wählst du optimalerweise eine Yogamatte. Wenn du keine Yogamatte zur Hand hast, dann kannst du auch eine Isomatte oder eine Decke auf den Boden legen. Wichtig bei der Unterlage ist aber, dass die Unterlage nicht verrutscht, sondern stabil auf dem Boden liegt und dir Halt gibt. Du sollst dich voll und ganz auf die Übung konzentrieren können und nicht darauf, ob die Matte oder Decke wegrutscht, du das Gleichgewicht verlierst und womöglich hinfällst.

So führst du den Helden durch

Du stellst dich gerade hin. Nun streckst du deine Arme gerade seitlich aus. Grätsche nun deine Beine so weit, dass deine Fußgelenke unter deinen Handgelenken sind. Nun drehst du deinen linken Fuß um 90° nach vorne und den rechten Fuß wiederum um 15 - 30° nach innen. Achte auf einen sicheren Stand und konzentriere dich darauf. Nun verlagerst du dein Gewicht nach links. Dein linkes Knie wird sich dabei beugen und das ist gewollt. Dein linkes Knie und dein linker Fußknöchel sollten hierbei eine Senkrechte bilden. Achte außerdem darauf, dass dein rechter Fuß mit der Außenkante fest auf dem Boden bleibt. Ziehe nicht die Schultern ein, sondern lasse sie unten und die Arme gestreckt. Dein Kopf bleibt ebenfalls aufgerichtet und du kannst über deinen linken Arm hinweg schauen. Halte diese Position einige Sekunden und atme dabei tief und ruhig weiter. Löse die Übung dann rückwärts auf und stehe einen Augenblick entspannt. Anschließend ist die andere Seite dran.

Du stellst dich gerade hin. Nun streckst du deine Arme gerade seitlich aus. Grätsche nun deine Beine so weit, dass deine Fußgelenke unter deinen Handgelenken sind. Nun drehst du deinen rechten Fuß um 90° nach vorne und den linken Fuß wiederum um 15 - 30° nach innen. Achte auf einen sicheren Stand und konzentriere dich darauf. Nun verlagerst du dein Gewicht nach rechts. Dein rechtes Knie wird sich dabei beugen und das ist gewollt. Dein rechtes Knie und dein rechter Fußknöchel sollten hierbei eine Senkrechte bilden. Achte außerdem darauf, dass dein linker Fuß mit der Außenkante fest auf dem Boden bleibt. Ziehe nicht die Schultern ein, sondern lasse sie unten und die Arme gestreckt. Dein Kopf bleibt ebenfalls aufgerichtet und du kannst über deinen rechten Arm hinweg schauen. Halte diese Position einige Sekunden und atme dabei tief und ruhig weiter. Löse die Übung dann rückwärts auf und stehe einen Augenblick entspannt.

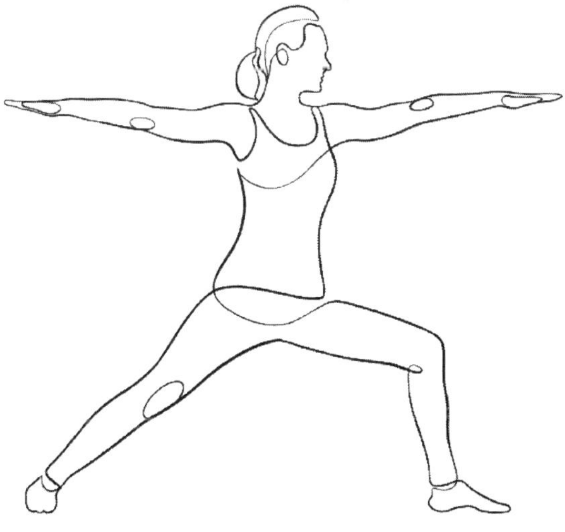

Was solltest du beachten?

Beachte bei der Übung, dass du sie gewissenhaft und bewusst durchführst. Sie dauert zwar nicht lange, aber du solltest dir dafür Zeit und Ruhe nehmen. Stelle nach Möglichkeit dein Handy auf lautlos und die Klingel aus. Ablenkungen bringen dich nämlich nicht weiter.

Wenn du möchtest, kannst du leise und ruhige Musik im Hintergrund anmachen, das musst du aber nicht. Achte darauf, wobei du dich wohler fühlst.

Insgesamt kannst du diese Übung über 5 Minuten durchführen. Optimal wäre es hierbei, wenn du zweieinhalb Minuten für die linke und zweieinhalb Minuten für die Rechte Seite in Anspruch nehmen würdest. Du brauchst dir aber keine Uhr oder Wecker zu stellen. In der Regel ist es nämlich ausreichend, wenn du die ganzen Schritte der Übung einzeln, langsam, gewissenhaft und bewusst durchgehst und jede neue Position einen Augenblick hältst. Am Ende solltest du die fertige Übung dann aber doch 15 Sekunden mindestens Halten. Du kannst auch nach der Übung jeweils in dich hineinfühlen und dich beobachten, was sich in deinem Körper und deinem Geist verändert hat. Fühlst du dich leichter oder schwerer? Fühlst du dich gestärkt und selbstbewusst oder schwach und ängstlich? Versuche die Übung also nicht nur körperlich durchzuführen, sondern auch mental. Das kann dir gelingen, wenn du am Ende der Übung die Kraft fühlst, die durch deinen Körper strömt, während du den Helden hältst.

Ich wünsche dir, dass dir diese Übung ganz viel Selbstvertrauen schenkt!

Ich schenke dir Selbstwirksamkeit

Selbstwirksamkeit, damit ist gemeint, dass du aus einer inneren Überzeugung heraus handeln kannst. Außerdem weißt du, dass du schwierige Situationen meisterst und das sogar aus eigener Kraft. Du weißt über deine Wirksamkeit Bescheid.

"Das Problem ist nicht das Problem. Das Problem ist deine Einstellung zum Problem."

Captain Jack Sparrow

Ich möchte dir in diesem letzten Kapitel die Selbstwirksamkeit schenken. Doch bevor es soweit ist, möchte ich dir eine Geschichte von einem Indianerhäuptling erzählen.

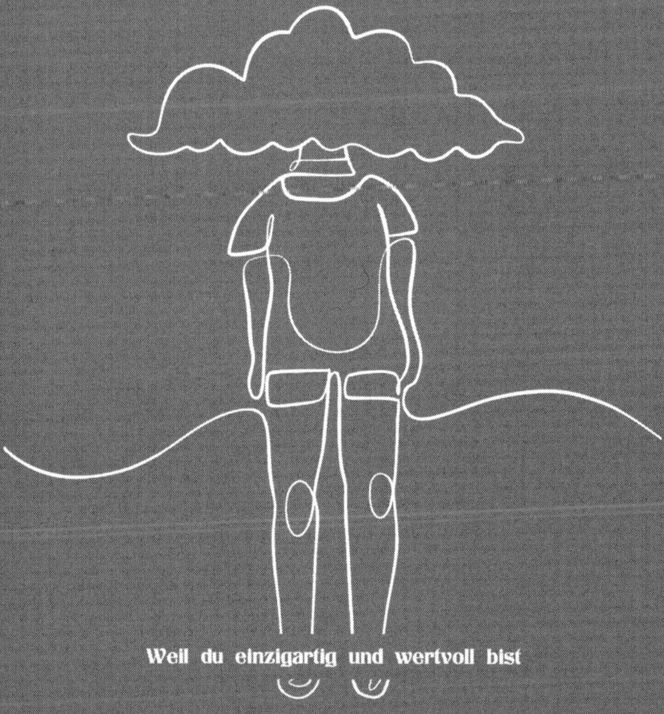

Der weise Indianer

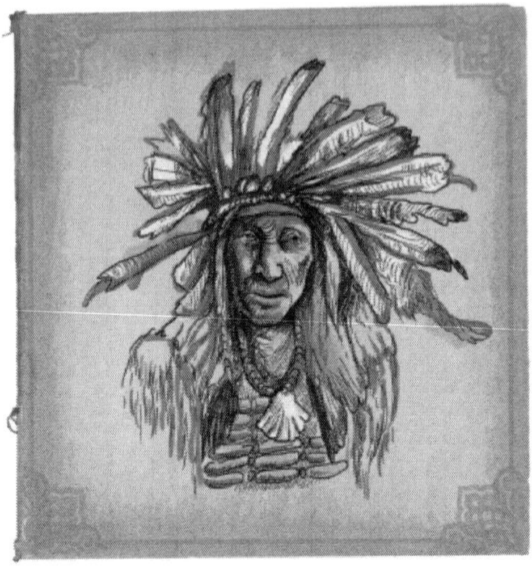

Eines Morgens, als der weise Indianer sich wieder auf seinen Felsen begab, da wartete bereits der Häuptling auf ihn. Der alte Indianer sprach: „Abornazine, dich hatte ich so früh am Morgen nicht hier erwartet. Was führt dich auf diesen Felsen?" Der Häuptling ließ den Blick über die Weiten des Flusses gleiten und es schien, als wüsste der Häuptling nicht so recht, wo er anfangen sollte.

Doch dann sprach Abornanzine: „Mein guter Ehane. Du trägst deinen Namen nicht umsonst. Unser Vater, das ist auch das, was du für mich bedeutest!"

Der alte Indianer schwieg. Er wollte dem Häuptling die Möglichkeit geben, sein wahres Anliegen vortragen zu können. Nur zu gut kannte Ehane Abornanzine und er wusste auch, dass der Häuptling nicht gekommen war, um mit ihm ein Pläuschchen bei Sonnenaufgang zu halten. Doch als nichts kam, da sprach der Alte: „Abornanzine, ich sehe, dein Herzist schwer und dein Gemüt dunkel. Was trübt dich ein?" Abornanzine seufzte schwer und sagte dann: „Wir haben eine große Dürre. Die Büffelherde ist weitergezogen in die grünen Auen. Wenn wir losreiten, um sie zu jagen, können wir keine Büffel erlegen. Die Pferde sind zu müde. Sie laufen nicht im Takt des Windes. Und die Beeren reichen nicht aus, alle

Hunger dieses Stammes zu stillen. Besonders die Frauen, Kinder und Alten brauchen doch ihr Essen. Ich habe schon mit unserem Medizinmann gesprochen. Doch dieser sieht dunkle Wolken aufziehen."

Beide Männer schwiegen. Langsam ging die Sonne auf und ihre ersten Strahlen erreichten die beiden Indianer auf dem Felsen. Feuerrot und golden erleuchtete der Kopfschmuck des Häuptlings und warm küssten die Strahlen den Alten.

„Eine Maus ist nur eine Maus. Sie wird keine Fische fangen und auch wird sie sich niemals in die Lüfte erheben können. Doch die Maus kann die Körner zusammentragen und weiß, dass sie sich damit einen sicheren Vorrat für den Winter anlegen kann. Sie wird überleben, weil sie Körner sammelt und nicht den Fischen im Fluss nachjagt."

Abornanzine dachte über die Worte des alten Indianers nach und seufzte dann: „Ach hätte ich doch bloß die Klugheit der Maus!" Bedrückt sah der Häuptling den Fluss entlang und vernahm mit Verärgerung, dass der Alte schmunzelte. „Was gibt es denn da zu lachen? Die Sache ist ernst!", schimpfte der Häuptling mit dem Alten. „Oh ja, sicher ist sie das. Aber warum willst du weiser Häuptling eine Maus sein?", fragte der Alte verwundert. „Die Maus kann Körner sammeln und ist nicht auf Büffelherden angewiesen. Sie überlebt und ich führe meinen Stamm in die ewigen Jagdgründe!", sprach Abornanzine traurig.

„Aber mein Sohn! Das will ich aus deinem Mund nicht gehört haben. Ich habe so viele Kriege miterlebt, so viel Leid gesehen. Du bist der Häuptling, der unserem Stamm den Frieden schenkte. Du bist der Häuptling, der das Blutvergießen beendete! So ein Häuptling will doch wahrlich keine Maus sein! Alles was du brauchst, um unseren Stamm vor dem Hunger zu retten, liegt in dir. Du musst dich nur trauen! Aber weißt du was? Mir ist jetzt nach etwas zu trinken. Denk darüber nach!", forderte Ehane den Häuptling auf. Dieser blieb noch auf dem Felsen und blickte dem alten, knochigen Indianer nach, wie er zurück in das Stammesdorf humpelte. Leise flüsterte er: „Wenn ich doch nur deine Zuversicht hätte!"

Erst spät am Vormittag kehrte der Häuptling zurück zu seinem Stamm. Eine Zusammenkunft mit den Jägern wartete auf ihn. Wenn der große Manitu es wollte, so würde er ihm und seinem Stamm einen Ausweg zeigen. Doch anstatt guter Nachrichten, musste der Häuptling noch verheerendere Nachrichten verkraften. Zwei Pferde haben sie verloren. Sie sind auf halben Weg zur Büffelherde zusammengebrochen. Auch das noch! Abornanzine musste handeln. Wenn ihm die Worte des Alten doch nur etwas mehr verraten hätten. Er erzählte von einer Maus und gleichzeitig sagte er, dass er keine Maus sein soll.

Er dachte viele Tage über die Worte des Alten nach. Er rauchte die Pfeife und suchte verzweifelt nach Lösungen. Eines Nachts war er so übermannt, dass er auf sein Pferd stieg und davonritt. Sein Weg führte ihn flussabwärts. Fische sprangen aus dem Wasser, nur um kurze Zeit später wieder in das kühle Nass zu platschen. „Oh großer Manitu, hilf mir!", flehte der Häuptling den großen Indianergott an.

Er ritt weiter. Dann raschelte etwas im Gebüsch. Der Häuptling erblickte ein Kaninchen, welches sich schnell im Gebüsch versteckte. „Oh großer Manitu, hilf mir!", flehte der Häuptling den großen Indianergott an.

Und so flehte er noch einige Male Manitu um Hilfe an. Als es dunkel wurde, da begab sich der Häuptling zur Ruhe. Zurück zum Stamm würde er es heute nicht mehr schaffen. Das Pferd war erschöpft und auch er wurde müde. Gerade als er sich zur Ruhe begeben wollte, da tauchte ein Indianer vor ihm auf. Doch er schien nicht von dieser Welt. Er glänzte und war zur Hälfte durchsichtig. So etwas hatte Abornanzine noch nie gesehen! Doch wusste er sofort, wer ihm erschienen war: Manitu!

Manitu zeigte auf das Herz des Häuptlings und deutete dann mit den Händen zum Himmel. Abornanzines Blick ging gen Himmel und er erblickte die Sterne. Da war ein Sternenbild. Der große Bär. Er prangte direkt über ihm. Und in diesem Moment begriff der Häuptling. Er war natürlich keine Maus und er musste auch keine Körner sammeln. Er musste dasselbe tun, was der Krieg ihm abverlangt hatte. Er musste handeln und seinen Stamm sicher führen. Er musste in seine Fähigkeiten vertrauen, ein guter Häuptling zu sein, so wie es der alte Ehane bereits angedeutet hatte. Das Wissen um die richtigen Jagdgründe, das Führen des Stammes, all das hatte er doch bereits getan. Nun musste er es noch einmal machen. Er würde seinen Stamm genau an dieses Fleckchen Erde führen. Hier würden sie ihr Lager errichten. Die Alten und Schwachen, die Frauen und Kinder könnten mit dem Kanu flussabwärts her gelangen. Die Zelte könnten auf demselbenWeg verfrachtet werden. So müssten die Pferde sich nicht so anstrengen. Außerdem würden die Pferde nicht geritten, sondern geführt. So würden sie nicht so schnell ermüden. Mit dieser Erkenntnis wandte sich der Häuptling dankbar Manitu zu. Doch dieser war verschwunden. Aber es war, als hätte Manitu nicht nur ihm, sondern auch seinem treuen Pferd neue Energie eingehaucht. Im gestreckten Galopp jagte er durch die Nacht zurück zum Stamm. Er war nicht nur Manitu, sondern auch dem Alten dankbar. Die Fähigkeiten, das Wissen, die Stärke, all das lag bereits in ihm. Er konnte seinen Stamm führen. Er war nicht unfähig zu handeln, sondern wusste, dass er seinen Stamm zurück in den Einklang der Natur bringen würde.

Und so geschah es dann auch. Die Zelte waren bald abgebaut und bereit, umzuziehen. Auch die Alten, Schwachen, Frauen und Kinder begaben sich zu den Zelten. Nur Ehane wollte Abornanzine auf seinem Pferd führen. Wollte er dem Alten doch von Manitu erzählen. Doch das war gar nicht notwendig. Ehane genoss mit geschlossenen Augen noch einmal das Gefühl, auf einem Pferd zu sitzen und sprach: „Da hat die Maus das Kornlager gefunden!" Der Häuptling nickte und seitdem lebte der ganze Stamm in Frieden und Einklang mit der Natur.

Deine Selbstwirksamkeit ist am Zug

Die Selbstwirksamkeit kannst du nur im Hier und Jetzt ausbauen. Denn nur im Hier und Jetzt hast du die Möglichkeit dazu, zu handeln. Und das wusste auch schon Sara Aduse:

„Sag dir Selbst: ich bin nicht mehr in der Vergangenheit, sondern ich entscheide, was morgen passiert. Ich erschaffe mein Leben."

Sara Aduse

Hast du dich einmal gefragt, wie es andere Leute schaffen, ihre Ziele zu erreichen und darüber hinaus noch an das eigene Tun und Handeln zu glauben? Genau dieses Geschenk möchte ich dir nun geben. Es ist wie mit dem Indianerhäuptling, welcher durch seine eigenen Entscheidungen zu handeln, seinen Stamm in bessere Regionen ziehen lassen konnte. Er wusste, was zu tun war und wie er dieses Ziel erreichen konnte. Und genau das möchte ich dir schenken.

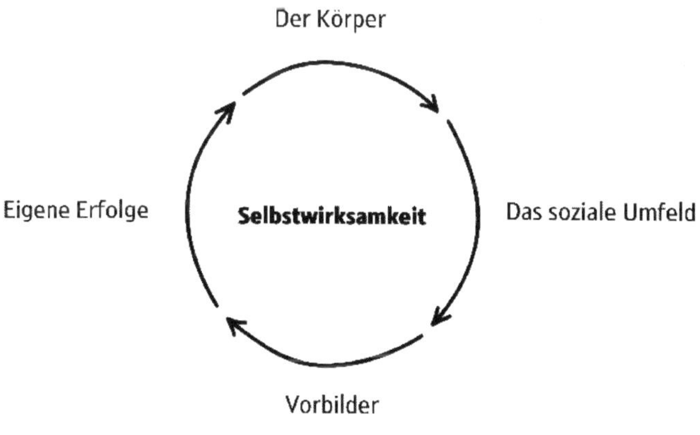

Dein Körper und die Selbstwirksamkeit

Überlege doch einmal in einer ruhigen Minute, wie dein Körper auf Stress reagiert. Reagierst du vielleicht mit Verkrampfung, Herzrasen, Schweißausbrüchen und einem flauem Gefühl in der Magengegend? Schreibe dir doch bitte jetzt all deine körperlichen Symptome auf, wenn du Stress hast. Sobald du all diese Punkte vor dir schwarz auf weiß liegen hast, dann lies sie dir in aller Ruhe noch einmal durch. Was fällt dir auf? Es sind keine angenehmen körperlichen Reaktionen. Du nimmst sie vielleicht auch als Bedrohung wahr. In jedem Fall sind es unangenehme Reaktionen, welche dein Körper dir aufzeigt. Doch bedeutet das auch automatisch, dass dein Vorhaben zum Scheitern verurteilt ist? Ein Beispiel: Du musst eine wichtige Prüfung schreiben. Dein Körper reagiert mit den von dir aufgeschriebenen Symptomen auf den Stress, welcher die Prüfung auf dich ausübt. Du bekommst das Gefühl, dass du es nicht schaffen wirst. Du wirst bei dieser Prüfung durchfallen. Doch ein Zurück gibt es nicht mehr und du musst diese Prüfung nun ablegen. Am Ende stellt sich heraus, dass du die Prüfung bestanden hast.

Was kannst du daraus lernen? Dein Körper möchte dich vor einer vermeintlichen Gefahrensituation warnen. Das ist ein uralter Mechanismus, welcher hier greift. Doch nur weil dein Körper dich vor einer Eventualität warnen möchte, bedeutet es nicht, dass diese Gefahr real sein muss. Besonders in der heutigen Zeit gibt es nur sehr wenig reale Gefahren, welche diese körperlichen Reaktionen rechtfertigen. Allerdings weiß die Evolution das noch nicht. Da du es nun aber weißt, kannst du es dir zu Nutze machen. Denn du kannst den körperlichen Stress umschreiben. Anstatt Angst vor der Prüfung, verspürst du dann freudige Erregung.

Übrigens beginnt die Selbstwirksamkeit genau hier. Denn du hast die Situation unter Kontrolle und kannst aktiv handeln. Du bist nicht länger in der Passivität gefangen. Ich schenke dir also körperliche Aktivität.

Das soziale Umfeld

Natürlich wird immer wieder gesagt, dass andere Menschen dich nicht vom Weg abbringen sollen. Ebenso klar ist es, dass die Selbstwirksamkeit aus dir heraus agieren muss. Andere können das für dich nicht tun. Abgesehen davon brauchst du den Zuspruch der anderen Menschen um dich herum. So ganz alleine klappt es also nicht, zumal du dich auch nicht von der Meinung anderer befreien kannst. Schließlich leben wir in einem sozialen Miteinander und sind auf menschliche Kontakteangewiesen. So ging es auch dem Indianerhäuptling aus der

Geschichte. Er konnte den Umzug des Stammes nicht alleine bewerkstelligen. Er brauchte die Hilfe und moralische Unterstützung des Stammes und die hat er auch bekommen.

Was brauchst du also? Zum einen brauchst du eine soziale Unterstützung aus deinem Umfeld, zum anderen solltest du dich davon aber nicht abhängig machen. Schaue einmal um dich herum. Mit welchen Menschen hast du Kontakt und welche Kontakte tun dir gut? Welche Kontakte unterstützen dich und greifen dir unter die Arme, wenn du sie brauchst? Zu diesen Menschen solltest du intensiven Kontakt suchen. Sie tun dir gut. Distanzieren solltest du dich hingegen von Menschen, welche es nicht gut mit dir meinen und dir womöglich nur Steine in den Weg legen wollen.

Vorbilder erwünscht

Und weil wir gerade bei dem sozialen Miteinander angelangt waren, bleiben wir auch noch einmal kurz dort. Vorbilder können dir dabei helfen, deine Selbstwirksamkeit zu beflügeln. Wir Menschen sind nämlich so gestrickt, dass wir durch Beobachtungen von anderen Menschen für uns selbst dazulernen. Stell dir einmal vor, der Häuptling aus der Geschichte hat einen Sohn, welcher irgendwann den Stamm seines Vaters anführen wird. Nun beobachtet der Sohn seinen Vater in seinem Handeln genau und adaptiert die Verhaltensmuster seines Vaters in seine eigenen Verhaltensmuster, welche zum Erfolg des Umzugs geführt haben. Er profitiert also von der Beobachtung seines Vorbilds. Suche dir auch deinen persönlichen Indianerhäuptling, von dem du lernen kannst. Beobachte diesen und schaue, was du für dich daraus mitnehmen kannst.

Du bist am Zug

Nun möchte ich dir die wichtigste Erkenntnis schenken: deine Erfahrungen. Damit du deine Selbstwirksamkeit auch wirklich ausbauen kannst, brauchst du positive Erfahrungen und die sammelst du nur, indem du die Dinge angehst und sie bis zum Ende bringst. Wenn du die Erfahrung machst, dass du aus eigener Kraft eine Situation gemeistert, ein Projekt beendet und die Hürde genommen hast, dann kannst du lange Zeit davon zehren.

Dein Körper soll dich nicht länger davon abhalten, die Dinge schon im Vorfeld zum Scheitern zu verurteilen. Die richtigen Menschen an deiner Seite können dir gut zusprechen und anhand von Vorbildern kannst du dir Dinge abschauen und in deine Verhaltensmuster einfließen lassen. Doch am Ende sind es die positiven Erfahrungen, welche dich über die Ziellinie tragen werden. Habe nur Mut und mache den ersten Schritt. Sei der Indianerhäuptling und wage den Umzug zu einem besseren Ort für dich.

Abschließende Worte

Nun möchte ich dich in den abschließenden Worten willkommen heißen. Deine Reise mit diesem Buch ist nun an einem Ende du schwierige Situationen meisterst und das sogar aus eigener Kraft. Du weißt über deine Wirksamkeit Bescheid.

Der Weg zu deiner Selbstliebe ist eine besondere Reise. Er ist nicht immer leicht und oft warten auf dem Weg einige Überraschungen auf dich. Was hat wohl die Reise für dich vorgesehen?

„Es gibt nichts Schöneres als geliebt zu werden, geliebt um seiner selbst willen oder vielmehr trotz seiner selbst."

Victor Hugo

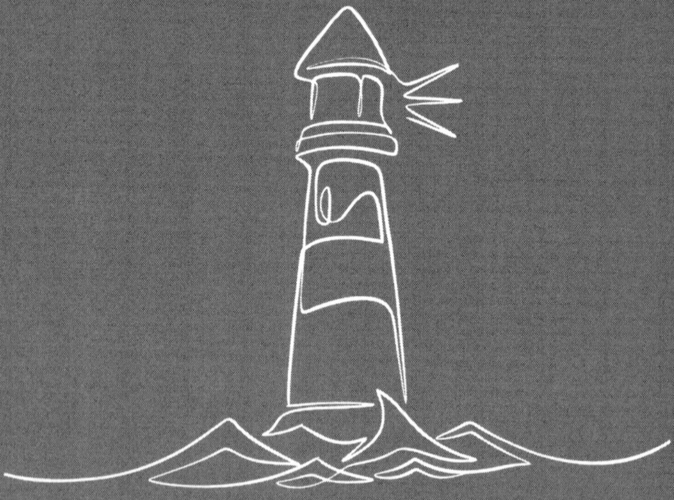

Dein Weg zur Selbstliebe wird wahrscheinlich nicht immer geradlinig verlaufen. Vielmehr ist es die Reise auf einem Fluss, welcher sich immer mal wieder verästelt, Stromschnellen aufweist und dann aber auch immer wieder in ruhigere Gewässer mündet. Kein Tag ist wie der nächste und es geht auch nicht darum, die Selbstliebe zu finden, als wäre es ein Marathon. Die Selbstliebe ist ein zartes Pflänzchen, welches nicht einmalig ganz viel Pflege braucht. Vielmehr sollte sie konstant gehegt und gepflegt werden. Nur so kann sich die Pflanze alsbald in ihrer vollen Blütenpracht zeigen.

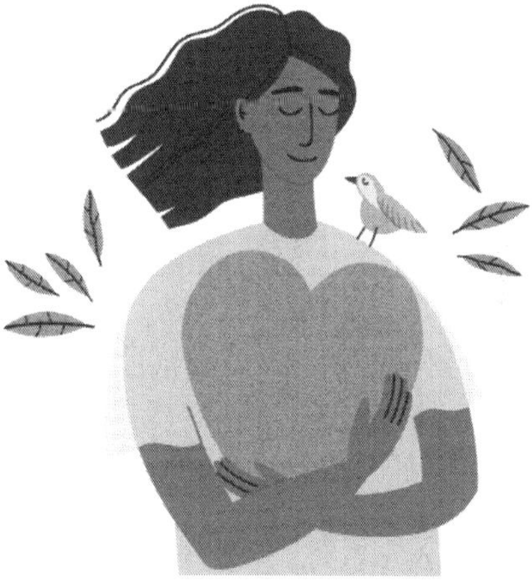

Natürlich wird es Phasen in deinem Leben geben, da braucht die Pflanze ein wenig mehr Pflege von dir. Beispielsweise wenn unerwartete negative Wendungen auftreten. Doch ich bin mir sicher, dass du mit all den Erkenntnissen und all den Geschenken deinen Weg zur Selbstliebe finden und gehen wirst.

Ebenfalls geht es bei der Reise nicht darum, dass du umgehend alle Säulen des Palastes der Selbstliebe auf ein und dasselbe Niveau bringst. Du bist ein Mensch und keine Maschine! Du machst keinen Marathon mit und bist niemanden gegenüber zu irgendetwas verpflichtet. Achte daher gut auf dich und passe auf, dass es sich gut anfühlt.

In diesem Buch standest du im Mittelpunkt. Es ging um dein Glück, welches du im alltäglichen Leben finden solltest. Vielleicht erinnerst du dich an dieser Stelle noch einmal an diese eine Geschichte. Es war die arme Schneiderin, welche Knöpfe von der einen Tasche in die andere Tasche wandern ließ, wann immer sie einen glücklichen Moment erlebte. Vielleicht ist das auch ein Ansatz, welcher sich für dich lohnen kann. Du kannst die glücklichen Momente festhalten und dich daran erinnern.

Weiters ging es um die Liebe, welche du dir entgegenbringen sollst. Die Geschichte zu der Liebe war die des Gärtners, welcher seine Pflanzen hegte und pflegte. Am Ende jedoch überlebte nur der Löwenzahn. Und mit dem kleinen Löwenzahn im Mittelpunkt des Gartens erwuchs alsbald ein wunderschöner neuer Garten. Vielleicht bist du der Löwenzahn, der gefunden werden will, damit es mit der Liebe klappt.

Natürlich war auch die Dankbarkeit, welche in jeder noch so kleinen Situation zu finden ist, ein Geschenk an dich. In diesem Kapitel hattest du von mir verschiedene Schlüssel erhalten, welche du zu einem Schlüsselbund zusammenfassen kannst. Vielleicht ist dir in diesem Zusammenhang die Hand der Dankbarkeit in Erinnerung geblieben. Es war eine Möglichkeit, welche ich dir aufgezeigt hatte, damit du deine Dankbarkeit finden kannst. Vielleicht ist dir aber auch das afrikanische Märchen im Gedächtnis geblieben. So oder so, ich bin überzeugt davon, dass das Geschenk der Dankbarkeit ein wertvolles für dich war.

Als nächstes hast du etwas über die Bedeutung der Achtsamkeit erfahren. Dieses Geschenk geht gut und gerne im stressigen Alltag unter und niemand ist davor gefeit. Schließlich leben wir doch alle in unserem Trott. Ich hoffe an dieser Stelle, dass dich die Geschichte, die Momente der Achtsamkeit, die Zentangle und auch die Atemübung im Hier und Jetzt verankern können und dich sensibel für diesen Augenblick machen. Die Achtsamkeit war also dein 4. Geschenk.

Einen anderen Einblick in das Selbstbewusstsein hast du im 5. Kapitel erhalten. Im Zentrum des Kapitels stand ein alter Mann und ein Student. Erinnerst du dich? Dann erinnerst du dich sicherlich auch daran, dass du nicht länger der Spielball der anderen sein möchtest, sondern deinen eigenen Weg gehen wirst. Mit dem Geschenk des Selbstbewusstseins wird dir das gelingen.

Auch das Selbstwertgefühl war ein Thema dieses Buches. Ein zerknüllter Geldschein stand im Zentrum der Geschichte und das Geschenk an dich war es, deinen Wert auch dann zu erkennen, wenn dieser zerknüllt wie der Geldschein scheinen mag. Denn du wirst deinen Wert nicht verlieren!

Vertrauen in seine Fähigkeiten zu haben, wie der junge und taube Mann aus der Geschichte, das war das 7. Geschenk, welches ich dir übergeben habe. Auch du kannst dein Selbstvertrauen stärken und wenn du einmal ein wenig mehr Selbstvertrauen brauchst, dann hilft dir die Übung „Held“ oder auch „Krieger“ genannt, sicher weiter.

Dass du nicht passiv bist und all die Dinge über dich ergehen lassen musst, das war eine Erkenntnis, welche ich dir im letzten Kapitel dieses Buches geschenkt hatte. Vielleicht ist dir hierzu noch die Geschichte des weisen Indianers in Erinnerung geblieben, welcher seinen Stamm in eine bessere Umgebung geführt hat. Er hätte ebenso gut dort bleiben können und es wäre zu schweren Hungersnöten gekommen. Doch durch sein aktives Handeln konnte er seinem Stamm eine bessere Zukunft schenken. Und auch du bist nicht passiv. Dies war mein letztes Geschenk an dich.

Nun befinden wir uns hier auf der letzten Seite dieses Buches. Ehe wir Lebewohl zueinander sagen, habe ich noch eine Bitte an dich. Wenn dir dieses Buch gefallen hat, dir die Geschenke weitergeholfen haben und du nun ein bisschen mehr erstrahlst oder vielleicht sogar vollends erstrahlst, dann würde ich mich freuen, wenn du mir eine Bewertung hinterlässt. Außerdem würde ich mich freuen, wenn wir uns in einem meiner anderen Bücher wiederlesen werden.

Für deinen weiteren Weg wünsche ich dir natürlich von Herzen alles Gute, viel Liebe und eine strahlende Persönlichkeit. Denn du bist es dir wert. Bis zu meinem nächsten Buch und mach es gut!

Für deinen weiteren Weg wünsche ich dir natürlich von Herzen alles Gute, viel Liebe und eine strahlende Persönlichkeit. Denn du bist es dir wert. Bis zu meinem nächsten Buch und mach es gut!

Impressum

Deutschsprachige Erstausgabe 2022

Jens Steingröver / Dannhalmsburg 27 / 26441 Jever

Lektorat: Heidi Hofmann
Illustration & Bilder: Für alle Bilder und das Cover liegen die Lizenzen vor.
Herstellung und Verlag: RPU Verlag

Taschenbuch ISBN: 978-3-910390-00-3

Haftungsausschluss

Die Umsetzung aller enthaltenen Informationen, Anleitungen und Strategien dieses Buchs erfolgt auf eigenes Risiko. Für etwaige Schäden jeglicher Art kann der Autor aus keinem Rechtsgrund eine Haftung übernehmen. Für Schäden materieller oder ideeller Art, die durch die Nutzung oder Nichtnutzung der Informationen bzw. durch die Nutzung fehlerhafter und/oder unvollständiger Informationen verursacht wurden, sind Haftungsansprüche gegen den Autor grundsätzlich ausgeschlossen. Ausgeschlossen sind daher auch jegliche Rechts- und Schadensersatzansprüche. Dieses Werk wurde mit größter Sorgfalt nach bestem Wissen und Gewissen erarbeitet und niedergeschrieben. Für die Aktualität, Vollständigkeit und Qualität der Informationen übernimmt der Autor jedoch keinerlei Gewähr. Auch können Druckfehler und Falschinformationen nicht vollständig ausgeschlossen werden. Für fehlerhafte Angaben vom Autor kann keine juristische Verantwortung sowie Haftung in irgendeiner Form übernommen werden.

Printed in Poland
by Amazon Fulfillment
Poland Sp. z o.o., Wrocław

11802833R00060